医者师也

先师后医

阳进阴退

话到病出

文化『处方』

WENHUA CHUFANG

医生是小老师
老师是大医生

骆降喜 著

广西师范大学出版社
GUANGXI NORMAL UNIVERSITY PRESS
·桂林·

图书在版编目（CIP）数据

文化"处方" / 骆降喜著. —桂林：广西师范大学
出版社，2019.8（2024.9 重印）
 ISBN 978-7-5598-2004-4

Ⅰ．①文… Ⅱ．①骆… Ⅲ．①中医临床－经验－
中国－现代②医案－汇编－中国－现代 Ⅳ．①R249.7

中国版本图书馆 CIP 数据核字（2019）第 155986 号

广西师范大学出版社出版发行

（广西桂林市五里店路 9 号　邮政编码：541004）

（网址：http://www.bbtpress.com）

出版人：黄轩庄

全国新华书店经销

广西广大印务有限责任公司印刷

（桂林市临桂区秧塘工业园西城大道北侧广西师范大学出版社
集团有限公司创意产业园内　邮政编码：541199）

开本：880 mm × 1 240 mm　1/32

印张：6.75　插页：2　字数：150 千字

2019 年 8 月第 1 版　2024 年 9 月第 5 次印刷

定价：28.00 元

如发现印装质量问题，影响阅读，请与出版社发行部门联系调换。

仁心·仁术

一

今天我们要谈"文化医学"，不可不考察中国传统文化与中医学的深层关系。

中国传统文化是中医学的母体和活水源头，不断给中医学提供营养，特别是三大主流文化——儒、道、佛，从不同角度为中医学提供智慧和养料，这三大主流文化构成了中国传统哲学的主体，也是中国传统文化的核心，为中医学提供了世界观和方法论的指导。可以说，没有中国传统文化也就没有现在形态的中医理论。同时，中医学是最具活力和最具代表性的中国传统文化，是中国传统文化的重要组成部分，为中国传统文化传承与发展提供了载体。中医学的发展和进步反过来又促进了中国传统文化的发展和进步，二者呈现出互化、互生的关系。

因此，将中医学置入传统文化大背景下进行研究，探寻传统文化与中医学的契合点和互动关系，不仅可以丰富和深化传统文化研究的内涵，而且可以更准确地把握中医学自身的发展规律，对促进中医药现代传承发展具有重要的现实意义和深远的历史意义，为我们今天提出的"文化医学"理念提供理论支撑。

总体而言，中国的政治、经济、文化、科技及社会生活、风俗习惯等各个领域无不打上儒、道、佛的烙印，中医学作为传统文化和科学技术的一个重要方面，当然也不例外，从医家的世界观、社会观、历史观、人生观、价值观，到中医学的生理、病理、病因、病机、药理和防病愈疾的治则、治法，都受到儒道佛思想的影响，说儒、道、佛是中医学生命力的重要源泉也不为过。具体而言，道文化是中医学的基础，是体；释家的思想为中医学输血，是用；儒家思想对中医学有着指导作用，可以说是中医的魂。中医在两千余年的传承中，吸收融合这些文化的精髓，形成了中医学博大精深的严密体系。从先秦时期开创阴阳五行说、气血说，藏象、经络理论，等等，到魏晋隋唐时期玄学、佛道对中医领域的渗透，到宋明时期思想争鸣而促使中医学术流派蜂起，一直到清末民初西方科学传入中国，引起中医自我反思与改革，都可以见到中医与中医学不是一个封闭的体系，它是开放、发展的体系，不断吸收外来优秀的文化与方法论。

中医学是最具活力的传统医疗实践活动，也是中国传统文化最典型的代表，它既是一门生命科学，也是文化宝库，中医学的发展同样也促进了中国传统文化发展。文化在中医理论体系中虽然一直占有极为重要的地位，是中医之根基，但明确提出文化的医疗功能，还没有先例。我们今天提出"文化医学"这一理念，强调文化的医学功能，我认为是对中医学理论体系的一次细化与提炼，是一次发展，值得我们共同探索。

二

作为"文化医学"的一个重要契机，骆降喜先生《思考文化医学——一位大学老师带癌教书 30 年的传奇人生》一书的出版可以说恰逢其时。这本书确确实实唤起了我很多心灵层面的认同感。自《思考文化医学》之后，骆降喜先生又出版这一本《文化"处方"》，更是令人欣喜。这两本书字数并不多，但他是用心写的。毫无疑问，他是"心书"。在医学界，"人文医学"提得比较多，"文化医学"可以说是骆降喜先生最新提出来的。"人文医学"与"文化医学"相比较来说各有特色，人文医学是以人为本，在医疗过程中注重人文关怀，而"文化医学"，突出了文化的医疗力量，文化本身就是医，就是药。这个"化"字，是感化、教化，也是医患交流、互动的过程，所以从文化医学的角度而言，医生治病，它不仅仅是解决疾病问题，也不仅仅是解决肉体的健康问题，更是要去解决患者的心灵问题或者源头问题。

在希波克拉底时代，医学就很关注人的问题，重要的不是人得了什么病，而是看这个病是谁得的、是什么样的人得病，根据患者不同的生活经历、不同的精神情感、不同的社会阶层以及不同的宗教信仰分析疾病的成因，设计不同的调理、治疗方案。这种人文关怀，曾经是西方医学重要的组成部分。

中医学又是怎样的呢？事实上，中医学更加看重对人的关怀，中医对人的生活和社会性的认识，是非常有高度的。《黄帝内经·上古天真论》上说得更彻底："精神内守，病安从来？"如果一个人的精神能够排除来自社会方方面面的消极因素，就不至于发病了。对于治疗，最高的境界就是"得神者昌，失神者亡"，这个"神"字的含义是非常丰富的，是否"得神"，是判断医生高明与否的一个标准。明代医学家张景岳就特别强调医生和患者之间的关系。无论是用中药还是用针灸推拿等技术治病，最主要还是通过物质性的手段和精神性的因素对患者起作用，去唤起他对治疗作用的响应能力。只有这两方面达到最佳状态的时候，才能够达到最好的治疗效果。

由此而言，骆降喜先生文化医学的思想是有理论依据和实践依据的。从《思考文化医学》到《文化"处方"》，他通过自身的经历以及一个个典型的案例，从心悟、感悟、顿悟到彻悟，提出了"文化医学"这个理念，在这一方面，我与骆先生有很多不谋而合之处。我去年提出了一个观点，认为未来医学的发展要在两方面达成共识。

第一，医学不仅是有关疾病的科学，更应该是关于健康的科学。我们国家把卫生部改成卫生和计划生育委员会，现在又改为卫生健康委员会，并组建国家医疗保障局。相对来说卫生主要是针对疾病的，健康的概念则涵盖了前者。所以要从解决以疾病为主题的疾病科学，转化为以健康为核心的大健康医学，它包含了疾病的预防、疾病的治疗、疾病的康复等，既是身体的健康，也是精神的健康，要从大健康的角度来研究人，一定要从生物、心理、社会、环境、文化等方面整体考虑。

第二，医学既是自然科学，也是人文科学。因为我们面对的人既是生物的人，也是社会的人，人的健康不仅仅是生物学意义上的疾病问题，还是社会学意义上的心理特征、精神状态、宗教信仰和生活方式、行为习惯问题。这样一来，就与文化医学的观点相吻合了。

20 世纪 80 年代，美国亚特兰大大学曾经有一个研究报告，认为人类疾病当中 70% 都有精神和心理因素，而这个精神和心理因素是与文化（如宗教信仰、社会生活、行为习惯）直接相关的，任何一种精神心理的活动都会给肌体与内分泌带来多方面的影响。这个研究报告把人的精神心理分成两大类：一类是积极的、健康的，它带给人愉悦的体验，促使人体内分泌朝着健康的方向发展；一类是消极的，诸如郁闷、愤怒、悲伤这些情绪，会促使人体内分泌包括甲状腺、肾上腺、垂体、下丘、性腺分泌朝着不利于健康的方向发展。我们都知道，内分泌激素的变化会影响代谢、影响免疫，就是说任何一种精神的心理的变化，都会对我们生理方面的代谢因素、能量因素和免疫机制产生很大的影响。这样，精神心理和生物医学之间的结合就有了科学根据，"文化医学"也就有了它成立的理论基础。

　　《黄帝内经》对"精神"这个问题的认识，是比较全面的，除了"精神内守，病安从来"之外，中医学还有一个治疗手法叫"祝由疗法"。什么是祝由疗法？就是祝说病由，一定要从心理上去跟病人进行沟通，把他心理上的心结排解掉，这其实也有解惑起悟的意思在里面。

　　《黄帝内经·生气通天论》说："苍天之气，清净则志意治。""苍天"实际上包含着两种生态：一个是自然生态，一个是精神生态。清静，清是清洁的清，静是冷静的静。静是一种状态，不等于完全静止，它是一种静态。清则清而不浊之谓也，静是静而不乱之谓也。所以人的精神心理一定要通过清和静两种状态来调节，这样才能达到最好的健康水平。结合文化医学这一理念来说，人是具有生物和社会双重属性的有机体，我们认识一个人，不能光考虑生物学因素，一定还要考虑社会因素。人与动物最大的区别就是其社会属性，这个社会属性主要表现在思想、精神、情感、价值、理念、情趣、人际关系包括家庭等方面，所以一个人要有健康的生活状态和生活方式，才能有健康的身体，优质的自然环境与精神环境对人体健康的影响同样重要，自然和人文，构成一个真正完整的医学体系，这个应该成为文化医学的核心理念，是文化医学得以建立的思想基础。

对于文化医学，骆先生在著作中提出了"以文化心"，指出人心是利己的，道心是利他的，要用利他之道心转化利己之人心，这一点我很赞同。我想再作一点补充，那就是作为一名医生，还要有"仁心"。一定要把仁心、人心、道心融合在一起，文化医学才会更加完善。

另外，就一套理论体系来说，我们必须要考虑到可持续性发展，这个发展，既有理论层面的，也有技术层面的，还有人才培养方面的。比如从医学教育的模式、国际医学教育标准本土化这个角度来说，我们应该把文化医学融入现代医学和中医药的教育体系里面，并且文化医学要发展形成一个体系。我认为文化医学是可以进入世界卫生组织的标准体系里面的。

我们知道，文化医学和医学中的人文科学（如伦理学、心理学、社会学这些课程与学科）之间有着密切的关系，我们在传播文化医学的时候，要注意并重视这一点。当然，文化医学始终只是医学的一部分，它不是全部，不是说靠文化医学就完全能够治病，所以，文化医学重视中医并不意味着否定西医，重视人文并不是否定生物医学和科技，这是我们要一再明确的立场。

在探索的同时，我们也要总结成果，把研究范围扩大，病例数也要扩大，扩大样本量去研究，拿出数据来，这样才能确定文化医学的普适性，只有这样才能使文化医学形成一个完整的体系。这个体系要有概念、有内容、有分类、有具体的方法手段，应该还包括教育体系、传播体系，最终要使现代医学人也能接受，中医学也能接受，老百姓也能接受，成为与其他学科能够和谐相处的学科，这样它才能够起更大的作用。

我们要使"文化医学"这一理念在整个社会、整个医学界、整个科学界取得共识，这也是我们推进这个工作所要达到的目标。广西师范大学出版社非常有文化底蕴，所做的这个事是造福社会的好事，好事流芳千古，良书播惠九州。

安徽中医药大学原校长

王键

上海中医药大学科技人文研究院院长

2018 年暑假

序（二）

上士闻道

与历史上许多大医相似，骆老师也是由重病悟入医道的。

三十五年前，骆老师患胸腺癌，先是接受西医治疗，三次开胸，四次转移，一次大剂量纵隔放射治疗，并发重症肌无力（俗称"渐冻人"），是儒释道经典和中医、郭林气功、禅步救了他的命。骆老师曾自豪地说："英国物理学家霍金和我得一样的病（'渐冻人'），他终身坐着轮椅，我却奇迹般地站起来了，过着与正常人完全一样的生活。因为我生在中国，我们有几千年的中华优秀传统文化。"

中华优秀传统文化承载的是道，遵道而行谓之有德。这个道德，小则和谐身心、安身立命；大则治国安邦，乃至推动人类命运共同体建设。习总书记指出："文化自信，是更基础、更广泛、更深厚的自信。"上士闻道，信受奉行。骆老师用生命为我们做了一个上士的榜样。"信为道源功德母，长养一切诸善根。"对待中华优秀传统文化，信受或疑谤，是智与愚、福和祸的分水岭。信受奉行者，是有智慧、有福报之人。信、愿、行、证是通往真理的科学道路。《金刚经》云："信心清净，则生实相。"

骆老师遵道而行，不但自己死里逃生，而且善用文化无偿为他人治病，使许多被大医院放弃了的病人获得了新生。《文化"处方"》这本书，记录的就是他近二十年来以文化心、借心化病，无偿治病救人、妙手回春的真实案例。书中的勾明华、陈超一、黄肇钰、唐晓慧、李秀清等人，都是在走投无路时有幸遇见了骆老师，进而相信骆老师，相信中华文化，践行传统美德，最终不但治好了自己的疾病，而且还治出了一大家人的身心和谐、其乐融融。这正是文化"处方"的妙处：它使人返身求己，歇下狂心；它促人反省忏悔，改过迁善；它能令高傲的人谦卑，令刚强的人柔顺；使麻木者唤醒仁心，使自私者懂得爱人……骆老师常说："医者，师也，先师后医。"师者，道也，重在治心，正己化人，引人向上向善；医者，术也，重在治身，针灸药石，调和体内寒热、虚实、阴阳。病源于心，有病必有过，治病先改过。先心后身，心身合治，方为治本。

　　在拜读此书的过程中，骆老师的大医仁心、无私奉献和患者愈后发自肺腑的感言，常使我泪流满面；中华民族长期以来形成的积极、乐观、向上、向善的经典文化，总让我心生无比的感恩和自豪。

　　然而，掩卷思之，奈何传统文化断代日久，国人知之甚浅，以致信受奉行者少、疑谤嘲讽者多，传承与弘扬中华优秀传统文化阻力重重，人心不古，世风日下，可悲可叹！正如老子《道德经》所言："上士闻道，勤而行之；中士闻道，若存若亡；下士闻道，大笑之，不笑，不足以为道。"

　　佛祖释迦牟尼在《地藏菩萨本愿经》中也说过类似的现象："吾于五浊恶世，教化如是刚强众生，令心调伏，舍邪归正，十有一二，尚恶习在。吾亦分身千百亿，广设方便，或有利根，闻即信受；或有善果，勤劝成就；或有暗钝，久化方归；或有业重，不生敬仰。如是等辈众生，各各差别……"

英雄所见略同，古圣一针见血，一语道尽众生相。令人担忧的是：这种状况越千古而未改，于今天尤甚。书中的勾明华、陈超一、黄肇钰、李秀清等人，他们虽是普通百姓，却闻即信受，真信、真干，堪称上士；而现实中一些饱学之士甚至权威人士却不生敬仰，想当然地嘲笑毁谤，实为下士。

下士闻道，大笑之。不笑，不足以显露其无知；不笑，不足以显露其傲慢；不笑，不足以显露其狭隘；不笑，不足以掩饰其心虚……这一笑，不知失去了多少好处和机会；这一笑，终使自己沦为可笑之人；这一笑，说到底还是没有文化自信；这一笑，更加坚定了上士弘道的信心和决心！

中士信不真，故闲则修，忙则丢，最终大多还会沦为下士。呜呼哀哉！

干扰我们学习的是已知的东西，而不是未知的东西，人们往往因所知而成障碍。面对中华优秀传统文化，做个下士很容易，以科学的名义攻击它最奏效，以封建迷信否定它最革命。这样的下士，若只是一介草民，耽误了自己的一生也就罢了；若是一方权威人士，可能就祸国殃民了！

骆老师安贫乐道，看病不收一分钱，出书既不为名也不为利，只为唤醒医疗界、教育界乃至全社会的文化自觉和自信，让大家都来做上士。

如果您是病人且已走投无路，做个上士，或许有救，因为中华优秀传统文化里面有健康长寿之道。

如果您是医生，做个上士，在"师"上用点功夫，能救更多人，积无量功德。

如果您是老师，千万要做个上士，知行合一，正己化人，因为三尺讲台是修身齐家治国平天下的源头。骆老师常说："医生是小老师，老师才是大医生！"

如果您是党员领导干部，更应该带头做个上士，因为中华优秀传统文化中有治国理政的大智慧。《关于实施中华优秀传统文化传承发展工程的意见》中指出："在 5000 多年文明发展中孕育的中华优秀传统文化……是当代中国发展的突出优势。"而中国共产党"从成立之日起，既是中国先进文化的积极引领者和践行者，又是中华优秀传统文化的忠实传承者和弘扬者"。

子曰："士不可以不弘毅，任重而道远。"无论您是谁，希望您读了这本书，做个上士，为传承弘扬中华优秀传统文化发一分光和热。

是为序。

桂林市委统战部副部长

蒋文明

桂林市民族宗教事务委员会党组书记、主任

2019 年 6 月 21 日

目　录

第一篇 发人深省

　　文化"处方"的医疗功能到底有多大？很多人没有这个概念，甚至表示怀疑。《论语·尧曰》："不知言，无以知人也。"传统中医的核心价值观是"辨证论治"，我改"辨"为"辩"，即"辩证论治"，有"言"在先。因为今天很多医生看病基本上不跟病人说话，只看数据，缺乏有效沟通。言为心声，"话"是开"心"的钥匙，今天的疑难慢性病绝大多数是心结导致的"心身疾病"，一把钥匙开一把锁，患者往往有一肚子话要和医生说，医生却偏偏拿不出对应的"钥匙"，这就是当代医学普遍存在的无奈和尴尬。

案例一：晚期肝癌

陈超一，男，29 岁，广西全州县农民，已婚，初中文化，女儿不到 2 岁。2016 年 7 月 7 日，CT 发现肝脏多发占位，医生说肝里面至少有 20 多个结节，最大的为 91mm × 77mm，还伴有腹水、肝硬化、脾大，不能手术、放化疗，医生还预言："天底下，神仙都治不好这个病。""99% 没得治。"医院彻底放弃了。回家之后，家属不甘心，四处打听，寻医问药，草药、神婆、算命等各种办法，包括网络上流传的拍打、拉筋、放血、素食、辟谷……都一一尝试。到了 2017 年底，花了 40 多万，病人奄奄一息，枯瘦如柴，吃不下、睡不着、走不动，还腹泻（每天 20 多次）。

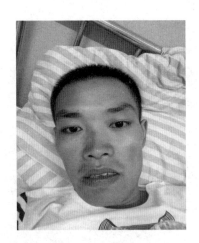

病中的陈超一

2018 年 1 月初，我们在北大博雅楼、北京涵芬楼接连做了两场《思考文化医学》新书分享会，当时现场直播点击数 30 余万人次，反响极大。桂林的广大读者要求在桂林举办读书分享会，患者的姐姐小梅知道了这个消息，叫她弟弟陈超一过来听讲。于是，陈超一当天大清早坐高铁赶到桂林参加了我的新书分享会，现场聆听了很多读者的发言，会后买了一本新书带回家，一口气读完后表示有一肚子话要与我当面聊。一周以后，我在添福楼素餐馆黄总办公室接待了陈超一一家五口，将近三个小时的聊天后，我给陈超一开了一副文化"处方"：

① 每天做一件好事；

② 每天对爱人说一句好话；

③ 每天劳动半天（从干轻活到干重活）；

④ 每天读一小时《朱子家训》《六祖坛经》；

⑤ 禁食生冷食物，荤素搭配，以素为主，逐渐过渡，最后吃素。

还开了一副"附子理中汤化裁"，服用一周以缓解当时的腹痛症状。

半个月以后，陈超一打来电话，感觉很好，腹痛明显减轻，腹泻停止，食欲很好，睡眠很好，心情很好，并且可以干一些农村清理化粪池一类的重体力活，全家人皆大欢喜。2018 年 4 月中旬陈超一做了一次 B 超，肝癌病变部位变成了大约 40mm。之后他又跟随我到南宁漓江书院、广西医科大、南宁中华读书会做了三场公益讲座，观众无不惊讶和震撼！2018 年 6 月 28 日陈超一再次 B 超检查，肝癌病变部位变成了大约 20mm，全家人长长地出了一口气，所有的恐惧、担心终于慢慢放下了。直到 2019 年夏天，陈超一 B 超复查，肝癌不见了，医生无不惊讶！如今的陈超一完全变了一个人，积极、乐观、主动地去迎接各种困难和挑战，有了明确的人生方向，对未来生活充满着信心和爱心，整个大家族和谐、幸福、美满！用陈超一姐姐小梅

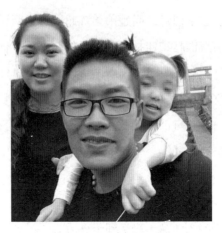

2018 年 10 月 1 日，陈超一的家庭氛围完全改变了，一家人过着幸福生活

的话说："骆老师不但救了陈超一一个人，同时还挽救了我们五家人（陈超一一家、父母一家、哥哥一家、姐姐一家、妹妹一家）！"

下面是陈超一 2018 年写给我的三次"康复感言"：

一

我是 2011 年结的婚，结婚不久就得了前列腺炎，到桂林市好几家医院去做了治疗，当时效果还可以。但是过不了多久就发作，反反复复好不了，土办法想了好多，钱也花了不少，效果却不是很好，从那时候起脾气就变得越来越坏，看谁都不顺眼。

没结婚以前就没那么多想法，无忧无虑，所以觉得生活还是很美好。因为我本身人不坏，从小爸妈教育不偷不抢不随便要别人东西，要多做好事。结婚以后，就不一样了，特别是结婚三年都没有孩子。

后来去医院检查，医生说可能是我前列腺有问题引起的不孕，当时我就特别想有一个孩子，哪怕当牛做马我都愿意，就在这时候老天爷还真的给我一个孩子，爱人怀孕了！那时候别提有多高兴了，但是我又很苦恼。因为我有病，能做好这个父亲吗？能给我这个家庭带来幸福吗？能养活这个家吗？越想心情就越差，经常跟爱人吵架，看谁都不顺眼，父母兄妹也看不顺眼。经常生闷气，时间长了问题就来了。2016年夏天肚子痛，到医学院检查结果是肝癌晚期，当时我一听，感觉一下子天也黑了，头也晕了。医生说还这么年轻，上有老下有小，赶快办住院手续治疗，当时我想既然是这样的话就考虑一下。走出医生办公室，坐在楼下，腿有点发软，心想住院不住院都是死，治疗还要花那么多钱。我这么多年来治疗前列腺炎已经花光了所有的积蓄，现在哪里有钱治疗呢？只有花父母、兄弟姐妹的钱，花完了还要去借，到时候人没治好，我两眼一闭走了，还得家人去还钱，这买卖划不来，也毫无意义，回家等死算了。

　　后来我打了个电话给我姐说就这么个情况，她安慰我说她来想办法。最后，我的家人没有放弃，特别是我姐姐跟我爱人。那时候我姐姐到处想办法，算命、辟邪、拍打拉筋、酵素、吃素，各种自然疗法都试过，哪里说方法好就去哪里试。这个时候呢，其实家人的关心、鼓励很重要，我的亲人都很关心我，说钱的事你不用操心，父母、孩子你都不用操心，管好你自己就行了！我真的是非常感谢我有这么好的家人和朋友，他们对我的帮助很大，我能够活到现在离不开他们的支持。

　　那时候我经常呕吐，吃不下，每天定点发烧，面如土色，正常人都看得出我好像活不长了。2016年国庆节，通过我姐夫认识了一位中医，医生说没事，没有他们说的那么严重，医院误诊了，这就是脾胃不和加上抑郁症引起的，你大可放心。听了这话，可能是心理作用，心情特别好。那时本来一餐只吃几口饭，但是当天晚上就吃了一大碗，第二天早上还吃了三两米粉和两个包子。慢慢地情况越来越好。其实，病还是很严重。那中医水平还是很不错，第四次去的时候他才透露给我家人，我的病其实是腹腔及下半身都水肿了，很严重。但在他的帮助下，越来越好了。这种病在西医那里就很难治，需要抽腹水配合西药治疗，而且这个过程很痛苦，风险很大。那时我去医院检查也是这种情况，我一直很相信那中医，情况慢慢好起来了，我家人都很高兴，我也越来越自信。吃了快半年的中药，直到2017年元宵节。持续腹泻40多天，每天如厕很多次之后，肠黏膜严重受损，情况已经很严重了。当时我就想，死就死嘛，还这么难受。家人看在眼里，痛在心里，一定要我去医院。我那时候死活不想去。为什么？怕花钱，而且我早就没钱了，看病买药的钱都是父母、兄弟姐妹给的。

那阵子我姐姐看到微信朋友圈有人发有关骆老师的信息，据说很厉害，带癌生存30多年还生活得很好，叫我2018年1月20号去听他讲课。这次听课对我的影响很大，当时我觉得骆老师这个人真的很了不起。在回去的路上，我就看骆老师写的书《思考文化医学》，感觉很不错。我就下定决心要向骆老师学习，每天做好事、替别人着想。刚开始在家试着这样去做，几天下来后觉得挺管用！为什么呢？我做了好事，加上替别人着想，心里就特别温暖，笑容打心里出来。当时我就下定决心一定要找到骆老师看病。他自己当年那么严重的病都战胜了，现在还能够生活那么好。我就跟我姐说想办法一定要约到骆老师，姐姐说既然你那么有决心，我尽力帮你约到。

我跟骆老师还真有缘分，他答应见我。我心里面很激动，约好时间带着爱人孩子就去了。到那以后就觉得他特别亲切，说话很有力量。受他的影响，当着大家的面我毫无保留地说出了我的经历。然后他问我的求生欲望是什么？当时我就说：不是为我而活，而是为了家人、父母、亲戚、朋友，牵挂我的人、关心我的人而活。我自己把身体搞成这样是对父母最大的不孝。自己当了父母以后才有体会，孩子哪怕是受到一点点的伤害或者是委屈都恨不得自己去替孩子承受，我的身体成了这样，简直比挖父母的心头肉还要痛。骆老师说我的求生欲很大，希望就很大。通过跟骆老师两个多小时的聊天，再加上之前看了骆老师写的书，我的心结彻底打开了，感觉阳光般温暖。后来骆老师给我开了一副文化"处方"：

第一，每天做一件好事。我做好事以后感觉心里面特别温暖，那种笑容是打心里来的，我现在天天坚持，已经成了习惯。

第二，每天对爱人说一句好话。以前我总是说她做的饭菜不好吃。现在我就说她做的饭菜好吃了，还真的就好吃了些。家里也干净了很多，我脾气好了，对孩子也好了，家庭和睦了。

第三，每天劳动一小时。我以前只要身体有一点点不舒服，不是坐着就是躺着，没事就胡思乱想，病能好吗？通过劳动感觉好多了，痛苦越来越少了。

第四，看国学类的书，骆老师为我推荐了两本书，一本《朱子家训》，还有一本《六祖坛经》，看了以后我就像变了一个人。

在没有遇到骆老师以前，我的人生可以说很迷茫，找不到方向；认识骆老师以后，我才知道我要做一个对社会有用的人，要像骆老

放射科会诊报告书

姓名: 陈超一	性别:男	年龄: 28岁	影像号: 20914653
科室:		床号:	住院号:
报告时间:2016-07-07 15:59:27		设备类型:CT	病人来源:门诊

检查部位:上腹部(肝,胆,胰,脾);

检查方式:平扫+增强

检查所见:

肝脏轮廓光整,各叶比例正常,肝实质内可见多发团块、结节状低密度影,最大者位于肝右叶及尾状叶,大小约91×77mm,增强扫描病灶呈不均匀强化,动脉期较大病灶内可见血管影穿过,门脉期及延迟期病灶边缘及中心局部实性部分延迟强化,各病灶周围可见斑片状明显强化,考虑异常灌注;肝门结构清晰,肝内血管及门脉主干、分支显示清楚,未见异常。胆道系统无扩张,胆囊大小、密度未见异常,囊壁无增厚。胰腺、脾脏、两肾形态、大小及密度未见异常。腹主动脉旁可见多发肿大淋巴结,大小约26×17mm。

诊断意见:

肝脏多发占位性病变,考虑肿瘤性病变,性质待查,并腹膜后多发淋巴结肿大,建议MRI并增强进一步检查。

审核医师	何敏丽	报告医师	童秋云

2016年7月7日,陈超一CT显示病变部位91mm×77mm

　文化"处方"

师一样去帮助更多的人，帮别人摆脱病魔，帮助更多家庭幸福快乐起来，做好事，替别人着想。然后我又得到什么好处呢？首先是我的病好得跟正常人差不多。其次，家人、父母看我好起来了，特别高兴，家庭关系也好了，这就是对父母最大的孝！因为我相信因果轮回，替别人做好事自己受益，家人也受益，替别人着想，想生气都难，因为我处处站在别人的角度去考虑问题。要想长期做到很难，但我有信心，坚持这样做，慢慢地，听什么话基本上都顺耳，看什么事也顺眼。

我以前不是这样的，不看书，也不学习，所以说人生没有一点目标。人要是不学习，不去改变自己，这辈子是农民，下辈子还做农民，我的病要是好了，我就不为我自己而活，而是为了家人、父母、亲戚朋友活，就是要帮助别人，为社会作出贡献！

2018 年 4 月 6 日

二

骆老师：

您好！

通过这段时间的体会，我真的明显感觉活得很轻松，做了好事心里面特别阳光！不管我以前多么不好，现在改过，到哪里说话都觉得特别有底气，你教我的"替别人着想"，我觉得很不可思议！真的，现在想生气都找不到理由，看什么事都顺眼；还有，"对爱人说好话"，我现在也对别人说祝福的话，得到的也都是祝福，说得越多，祝福越多，心情就越好。特别是跟我孩子说好话，越表扬她越听话！还有读书学习，学会怎样做人，学到很多做人的道理。劳动累了晚上睡眠好，早上起来精神好得很。以前没事就睡觉，一天好像 18 个小时都在睡觉，白天睡觉晚上失眠，过得好累。现在通过做好事、替别人着想、说好话、劳动、练功，虽然有时候也肚子痛，好像没去想太多，而是更关心我今天哪里做得不好，慢慢地就忘记了病痛。现在真的感觉人与病能够共存，关键是我现在又有爱心又吃素又少欲望，真的很轻松。《六祖坛经》里面讲的"安心"；我现在找到了"心"。还有，我身边的人也很受益！

骆老师您太了不起了！

2018 年 6 月 9 日

三

孝悌，是中国文化的基础。古人云，百善孝为先，若能视富贵如浮云，重义轻利，那么滋润内心的天伦之乐才是最真实、最耐久的享受。一发觉言语有火药味，就要先警惕，学忍辱，不管对方如何，心要柔软下来。要想想，一旦言语冲突，总是拣些伤心的话来骂人。对方一听，将义愤填膺，终生难忘，俗话说"是非只为多开口，烦恼皆因强出头"，忍得下，自有海阔天空的舒畅！

口为祸福之门，话要经一番考虑再说。可见言语的影响是很大的，说话前一定要先考虑后果。不要靠言语来得到别人的重视，或是想以花言巧语煽动别人，炫耀自己的口才。这样的人，眼光所看到的只在自己身上，忽略了言语可能造成的伤害。

"利刀割体痕易合，恶口伤人恨难消。"言语真是祸福之门啊！一句得当的赞叹，一段爱的鼓励，往往能让意志消沉的人重新燃起无限的希望。多读经典的人，借着经典把心镜磨出光亮的智慧。多

桂林医学院附属医院
彩色超声诊断报告单

姓　名：陈超一　　性别：男　　年　龄：30岁　　检查设备：彩超1室
临床科室：　　　　　　　　　　　住院号：8000114656　　床　号：
检查部位：彩超（腹部）

超声图像：

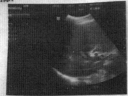 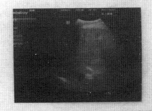

超声所见：
肝切面形态饱满，肝实质回声不均匀，管道结构显示清晰，门静脉管腔内径9mm，其可见数个稍强回声，最大41×36mm，轮廓欠清，无明显包膜。
CDFI：肝门静脉为入肝血流，稍强回声内未见明显血流。
胆囊大小正常，壁不厚，其内未见异常。肝外胆管内径3mm。
胰腺形态大小正常，回声均匀，内未见明显异常。
CDFI：血流未见明显异常。
脾厚44mm，长径156mm，回声细小均匀，其内未见明显异常肿块。
CDFI：血流未见明显异常。
检查提示：
肝内多发实性占位
脾大

诊断医生：　詹林
报告时间：　2018-04-12 15:22:40

超声诊断报告仅供临床参考，需要医师签字确认生效。

1/1

2018 年 4 月 12 日，陈超一 B 超显示病变部位 41mm×36mm

做好事，常反省的人，说出来的话不伤人，像幽谷的兰花散发扑鼻的芬芳，美化了我们的生活，也清净了众人的心灵。

我们中国人求五福：福，寿，康宁，攸好德，考终命。其中攸好德，是指所好乐的是道德，就是为将来培福。重视德学和才艺的培养，是很积极的作为。

好衣服、好饮食自当好好珍惜，不浪费。吃的、穿的、用的不如人，不必埋怨，现在正应好好培福啊！

每个人都希望在他人心目中是优秀的、受人尊重的。当听到别人批评我的过错，为了维护好的形象，就很容易愤怒。闻誉乐，如果听到他人的称赞，不知不觉就高兴起来。所谓忠言逆耳，一点不错，朋友忠实的劝告，往往不容易听入耳里。这个盲点自己若不察觉，那么用甜言蜜语讨人喜欢的坏朋友，就会围绕在身旁，姑息我们的过错，颠倒是非。那些肯给我们忠告的益友，又怎么愿意接近我们呢？所以说是"损友来，益友却"。

人谁无过，过而能改，善莫大焉。"过能改，归于无"，自身的作为有重大过失遭到别人无情辱骂时，要勇于面对，先承认自己有过失，再检查自己是不是有心违犯。能够这样提高警觉，才能避免重蹈覆辙。改过迁善就像天上的乌云散尽，必有雨过天晴的美景。

一发觉自己的罪状，决不掩饰，立刻改过自新，这真是大智慧、大气魄啊！

要如何塑造全新的自己？改过，是一把利器。要改过，必须先察觉过错，然后闻过而心生欢喜，有了知过能改的勇气，愿意帮我们改掉过失的忠告良言自然蜂拥而来，那时，在圣贤的大道上，必然愈走愈光明！

"凡是人，皆须爱，天同覆，地同载。"不论是什么人，我们都要爱护不伤害他。学天地一般的博爱，天覆盖着万物，给他们滋润；地承载着万物，让他们生长。有人问：对于坏人及自私自利的人，还要保护他，岂不是天下大乱？其实坏人大部分是后天学坏的，他做了坏事危害大众，应给予适当的处罚，但是我们应该怜悯他因未得到好的教育，控制不住自己而做了错事，应该让他们有改过自新的机会。人何尝喜欢犯错而让社会大众所唾弃呢？试想，以一个父母的心情，何尝不愿看到学坏的子女步上正途呢？天地好比是我们的父母，我们学天地的博爱无私，也体会天下父母心，关怀每一个大地子民，天地间自然呈现祥和的气氛。泛爱众，对于大众有关怀爱护的心，如同苍天与大地，绝对没有私心，不论好人坏人，聪明愚笨，富贵贫贱，种族国界，都一样给予保护和承载，纯是一片仁慈之心，不为名利，毫无虚假。正是天同覆，地同载的大同境界。

品行高尚的人名声自然高，人们所敬重的是德行，并不是外貌是否出众。"才大者，望自大；人所服，非言大。"才能大的人，声望自然大，人们所信服的是真才，并不是好说大话的人。李白说："天生我材必有用"，抱持服务大众的热忱，不管先天资质是聪明或愚笨，只要尽力去学，锻炼自己的才能，功夫下得深，则小者可自立持家，大者可贡献社会国家。

2018 年 7 月 1 日

桂林医学院附属医院
彩色超声诊断报告单

姓　名：陈超一　　性别：男　　年　龄：30岁　　检查设备：彩超2室
临床科室：　　　　　　　　　住院号：8000114656 床　号：
检查部位：彩超（腹部）

超声图像：

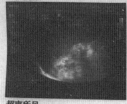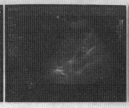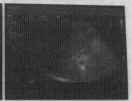

超声所见：
肝切面表面凹凸不平，肝实质回声增粗、不均匀，管道结构显示清晰，门静脉管腔内径9mm，肝叶见24
×23mm稍强回声，边界清。
CDFI：肝内血流未见明显异常。
胆囊大小正常，壁不厚，光滑，其内未见异常。肝外胆管内径3mm。
胰腺形态大小正常，回声均匀，内未见明显异常。
CDFI：血流未见明显异常。
脾厚59mm，长径163mm，回声细小均匀，其内未见明显异常肿块。
CDFI：血流未见明显异常。

检查提示：
肝硬化
肝实质性占位病变
脾大

诊断医生：　唐建华
报告时间：　2018-06-27 10:03:07

1/1

2018年6月27日，陈超一B超显示病变部位24mm×23mm

桂林医学院附属医院

彩色超声诊断报告单

姓　　名：陈超一　　性别：男　　年　龄：31岁　　检查设备：彩超15室
临床科室：消化内科门诊　　　　　　住院号：　　　床　号：
检查部位：彩超(腹部彩色多普勒超声检查肝、胆、胰、脾)

超声图像：

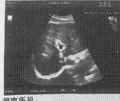 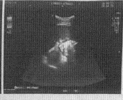 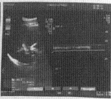

超声所见：
肝切面左半肝前后径85mm，左半肝长径98mm，肝右半斜径162mm，，肝实质回声欠均匀，管道结构显示清晰，门静脉管腔内径12mm，肝内未见明显异常肿块回声，
CDFI：肝内血流未见明显异常。
胆囊大小正常，壁不厚，光滑，其内未见异常。肝外胆管内径3mm。
胰腺形态大小正常，回声均匀，内未见明显异常，
CDFI：血流未见明显异常，
脾厚49mm，回声细小均匀，其内未见明显异常肿块，
CDFI：血流未见明显异常。
检查提示：
肝增大
脾增大

诊断医生：李剑桥

报告时间：2019-06-21 10:14:10

超声诊断报告仅供临床参考，需要医师签字确认生效。

1/1

2019年6月21日，彩超检查肝内未见明显肿块回声

陈超一姐姐小梅的一次分享感言

一、陈超一能够痊愈，离不开帮助和支持他的人以及他自己的觉醒。经过他的分享我们不难看出，我们全家上下辛苦努力两年不如骆老师两个月的作用大。我们没有生过大病的人怎么劝他，他都听不进去，因为我们体会不到他身体和精神上的痛苦。

二、陈超一看到骆老师后，就看到了真实的榜样，因为身边得重病的人还没有一个人活得像骆老师这么既有质量又幸福的。

三、骆老师为什么有这么大的影响力？因为他既得过重病，又有中国优秀传统文化根基，他说一句话顶我们苦口婆心说十句话。

四、春雨不润无根之草。陈超一能够得到骆老师点化，说明他是有根之草，这个根就是世代热爱助人、行善的优良家风、家训。

五、那么我们这些正常人现在要干什么？如果我们等到得病的那一天才想起去说好话、做好事，岂不是代价太高了？从现在做起！

骆老师有句话说：战胜别人是王者，战胜自己是圣人。其实，我们每个人每天都在做一些战胜自己的事，我们每天都在做圣人，只是现在开始我们要把级别提高，要做高级的圣人。

六、我把骆老师的精髓运用到我的教学上，告诉学员们每天赞美父母一次，每天帮助身边的人一次。用这个简单又不花钱的方式来改善亲子关系，学习、生活上的大问题就会变成小问题！我很开心，我能有这么好的缘分，遇到这么有力量的文化。

感恩骆老师！

陈梅桂于 2018 年国庆节

点评：

为什么要给陈超一开那样一副文化"处方"呢？有没有理论根据呢？

① 每天做一件好事

通过聊天，我知道陈超一从前是一个非常内向、不爱说话的人，是个典型的"闷头鸡""大宅男"，在村里几乎不跟任何人打招呼，即便村里人主动和他打招呼，他也装没听见，自视清高，看谁都不顺眼，常常自寻烦恼，郁郁寡欢。每天做一件好事自然会得到周围人的赞叹，儒家讲："爱人者，人恒爱之；敬人者，人恒敬之。"播撒阳光的人肯定收获温暖，于是，陈超一每次做了好事都能得到村里人的夸奖，心情特别愉快，特别开心，特别温暖。渐渐地，养成了习惯。通过做好事，陈超一慢慢改变了从小养成的冷漠、内向、抑郁的性格，开始变得开朗、外向、活泼、阳光、富有爱心！暖则缓，气血通达……

② 每天对爱人说一句好话

在三个小时的聊天过程中，我无意中发现，陈超一的肝癌与他妻子有直接关系。他们俩 2011 年结婚，婚后三年没有怀孕，由此影响了夫妻之间的感情。最后，憋出了一个 91mm × 77mm 的大肿块。我给他们夫妻双方都做了工作，要他们互相感恩。我说："你都是奄奄一息的人了，妻子不但没有放弃你、抛弃你，反而任劳任怨、无微不至地关心你、照顾你、陪伴你，难道不应该感恩吗？"陈超一顿时泪流满面，当场忏悔。渐渐地，陈超一在生活中坚持每天对爱人说一句好话，尝试鼓起勇气真诚地赞美妻子。一段时间后，他惊讶地发现，妻子变得越来越好，说话也比以前温柔了，煮的饭菜也越来越香了，家里的卫生也比以前干净了。夫妻俩也总是说孩子的好话，孩子似乎也变得听话乖巧，好学上进。陈超一万万没有想到——每天对爱人说一句好话居然会有如此大的影响。一家人的生活态度和整体氛围似乎都有了变化。真是太不可思议了，太有医疗价值了！

③ 每天劳动半天，尝试从干轻活开始

陈超一以前开长途货运车，手上有点钱，吃穿不愁，于是贪图享受，有点小病就睡觉，一躺就是好几天。这是不对的。中医讲"久卧伤气""动则生阳"，每天劳动半天可以活动筋骨、疏通气血、健脾安神。陈超一听了我的话，开始试着下地干活。坚持几天后，他觉得虽然有点累，但心里很舒坦，晚上吃饭、睡觉都特别香，早上起床也特别有精神，特别有成就感。对比以前总是昏昏沉沉、浑身无力的日子，陈超一通过干农活尝到了甜头。于是，每天劳动半天，成了陈超一的日常，他也乐在其中，非常享受。

④ 每天读一小时国学经典

陈超一只有初中文化，又生活在农村，最适合读《朱子家训》，这本书贴近生活，微言大义。惠能大师曰："经乃圣人之言，教人闻之，破迷开悟。"真实不虚。果然，陈超一在读了《朱子家训》后，深受启发，尤其是"黎明即起，洒扫庭除……""勿营华屋，勿谋良田""居家戒争讼，讼则终凶""伦常乖舛，立见消亡""祖宗虽远，祭祀不可不诚；子孙虽愚，经书不可不读"等言论，深深地影响了他。原来脑子里许多乱七八糟、不切实际的想法，通过读书彻底放下了。其实，今天很多年轻人浮躁，不愿意沉下心来阅读中华经典文化，这是天大的误区！古人云，一日不读圣贤书，便觉面目可憎。

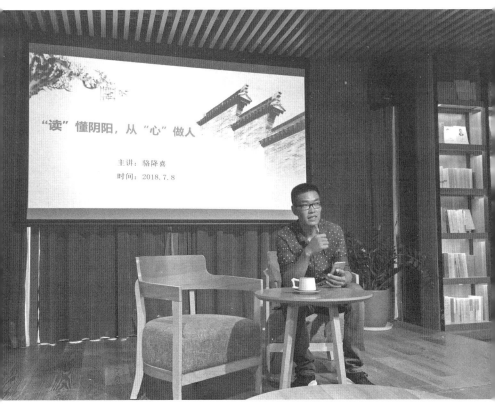

2018 年 7 月 8 日，陈超一在出版大厦独秀书房分享康复经验

圣贤就是榜样，就是镜子，然而，今天的人们何止一日不读书，而是一百多年集体失读，这不能不说是中国教育的最大疏忽。

⑤禁食生冷食物，荤素搭配，以素为主，逐渐过渡，最后吃素

陈超一的主要问题在腹部，常常腹痛、腹胀，稍不注意就腹泻，脾胃很糟糕。这种现象被称作"脾虚里寒症"。所谓寒湿伤脾，必须禁食生冷食物，更不能大鱼大肉、肥甘厚腻。中医有个说法叫"淡渗扶阳"，也就是说，清淡素食有利于健脾利湿、消化吸收。通过一段时间的饮食调理之后，陈超一明显感到肚子很舒服，食欲特别好，大便也成形了，体力、睡眠都很好！

案例二：未满月的"特重病号"

2015年3月1日晚上九点十分，我电话接诊了一位只有21天大的"特重病号"——来自北京首都儿科研究所的新生儿。

患者唐晓慧，男，21天，北京人，在首都儿科研究所ICU病房抢救，出生3天就被下了病危通知书。专家诊断新生儿为重度黄疸、重症肺炎、重度贫血、胆红素脑病、坏死性肠炎、血小板极低合并全身多处出血。经过多天的抢救，医院已经决定放弃治疗。唐晓慧奶奶当场跪下，央求医生："请医生救救我的孙子吧！"医生摇摇头叹了口气："我们已经尽力了……"

我在电话里进行了一个多小时的问诊，基本了解了这些情况，同时心里也在想："人命关天，必须慎重。"刚出生21天、首都儿科研究所、病危……这些信息无一不让我心生怜悯和遗憾。

为了慎重起见，我给患者母亲王智慧女士开了一副文化"处方"：

① 孩子必须尽快回到母亲的怀抱，否则后果不堪设想。

② 母乳是世界上最好的"抗生素"，不吃母乳，重症肺炎、坏死性肠炎将无法治疗。

③ "初生牛犊不怕虎"，坚信孩子越小，潜力越大。

由于孩子出生第三天后就开始住院，没有再吃过母乳，妈妈也

首都儿科研究所附属儿童医院

病危（重）通知书

姓名：王智慧之子	性别：男	年龄	3天	病历号：0036427

目前诊断：	新儿高胆红素皮症 废为率碱高 新生儿肺炎 酥风间级碱血后

告知时间：	2011年 2月 27日 时	科室：	新生儿内科病房

告知内容：

病儿目前爱放重于高级妆生率妆感染 治疗后 虽然对控制,但有 精神弱 发热 等级,考虑病儿自久大危 水能入报的或体中,病儿治疗难度大,易反复 预后差,病情可能随时进展,加重,弱签等,又届不变药贴及病儿生命极的 情况,于告病危.

医师签字： 唐晓

被通知人签字：

被通知人与病人关系：

（院 方 留）

当年唐晓慧的病危通知书

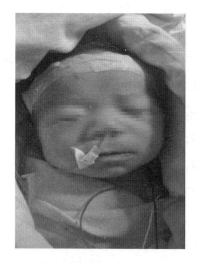

ICU病房中病危的唐晓慧

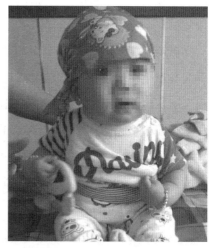

唐晓慧康复后的照片，三个月

已经没有乳汁了，我便给孩子的妈妈开了一剂催乳中药。令人意想不到的是，孩子的病情奇迹般地得到了缓解！

三天以后，王智慧女士从北京打来电话，非常兴奋地告诉我，孩子出现了好转迹象："孩子出院回家后，紧紧地拽住我不放手。"这是一种什么现象？母子相依啊！这就是人的天性，与生俱来，不需要教育。另外，更神奇的是孩子一边吃奶，肛门一边大量排气，此前由于胀气、肠坏死而导致的圆墩墩的肚子很快就消了，肠炎、肺炎、咳嗽、痰鸣随后慢慢减弱。这个孩子后来就这样渐渐地康复了。我没有给孩子用一粒药，也没有给孩子打一支针。

下面是唐晓慧的父亲唐义志 2016 年国庆节期间在桂林普陀书院的一次分享：

大家好！首先我将我孩子的情况给大家做一个简单介绍。我的孩子叫唐晓慧，出生第三天就出现了黄疸，病症比较严重，到医院检查的时候黄疸指标已经是最高值了，医生建议立即住院抢救。我也是第一次做爸爸，不知道该怎么处理，就带着孩子去了首都儿科研究所，经过 21 天抢救治疗后，病症不但没有减轻，还引发了很多的并发症，比如腹胀、高烧、呼吸困难、肺炎、贫血、出血、全身水肿、低蛋白等等。

医生的解释也是含糊其词，说不清楚是什么原因导致的黄疸。我们自己也不了解，医生说需要进行一系列检查：超声、CT、磁共振、放血、抽骨髓等等，我的孩子光"腰穿"（腰部蛛网膜下腔穿刺，抽取脑脊液检查）就做了三次，放在一个成人的身上做一次腰穿要恢复起来都需要很长一段时间，更何况一个刚出生几天的小孩。我

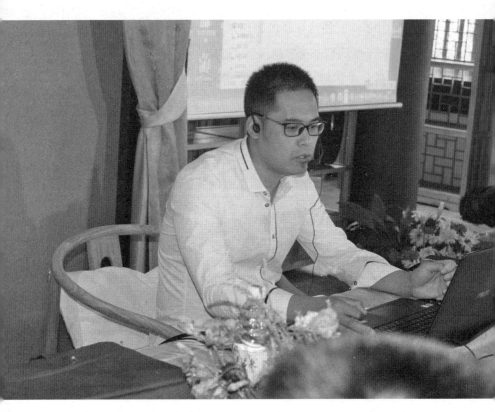

2016 年 10 月 3 日，国庆节期间，唐晓慧父亲唐义志在桂林普陀书院与大家分享

　　　　　　　文化"处方"

们也没法弄清楚病因所在，只能按照医生开的检验单挨个去做检查。但是最终化验结果却出乎我的意料，医生只是告诉我孩子的黄疸持续偏高，引起高烧可能会导致败血症、胆红素脑病等，几次下达了病危通知书。在经过很多实验性的治疗之后，孩子的病情依然没有得到缓解。当时孩子住在 ICU 病房抢救，我们也看不到，心里十分纠结，只有抱出来做检查的时候才能瞧上一眼。最后一次接到病危通知书时，医生只是告诉我孩子的病很严重，而且说得非常直接，告诉我做好孩子离开的心理准备。

药物也好，化验也好，各种检查也好，都已经用到了最高级别，包括各种国外进口药。最后，医生只能拿一种最普通的药（20 世纪 80 年代流行的抗生素），可以说是去做一种实验，抱着试一试的心理等着看是否会有好转。最后说，还有一种方法，就是切气管，从喉咙切开，插吸管进去做呼吸治疗。当时面临的情况就是这样，非常无奈！医生不断地提醒我，斟酌好，想好，是否要进一步往下治疗。最后私下对我说："是你自己带回去处理，还是我们给你放到太平间？"

我当时经济上已经耗费得差不多了，医生的话让我进退两难，心灰意冷。

于是，我将孩子的住院过程对我姐姐讲了，姐姐当天就直接飞来北京，并向我推荐了桂林医学院骆老师。当晚，我与骆老师通了电话，并通过微信将孩子的情况传达给他，他建议我们赶紧出院，理由是孩子离开了母亲的怀抱，就已经是失去了一种最有效的治疗。其次他建议我们立即母乳喂养，他说只要孩子还能吃母乳，就会有一线希望。回家之后骆老师给我爱人开了一个催乳的方子，我当时

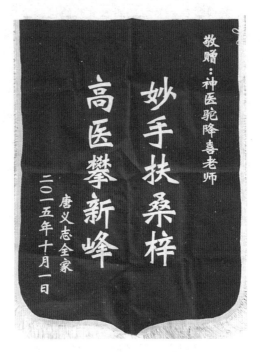

2015年国庆节，唐晓慧的爸爸唐义志送给我的锦旗，
"骆"字写成"驼"字

去北京中药行抓药的时候，药房的药师说里面有黑附子35克（中医教科书规定用量9—15克），那个药的毒性是非常大的。因我儿月份过小，只能吸食母奶，所以熬制的中药由我爱人服下，孩子通过母乳，将药物慢慢吸收。几天后孩子的黄疸症状慢慢减退，服药半月后孩子的黄疸病症已经有所好转了，我们按照这个方法坚持了一个月，孩子的黄疸几乎就完全康复了，肠炎、肺炎、贫血也随之消失了！现在状态都很好。

文化"处方"

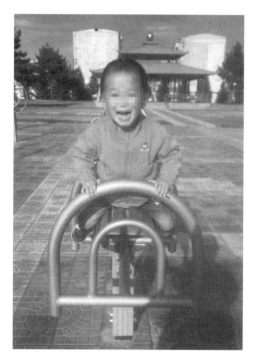

唐晓慧3岁照片，健康、活泼

点评：

　　这个孩子出生刚3天就住院抢救，住到第21天的时候已经不行了，各种现代科技医疗手段全部用尽，仅"腰穿"就做了三次，这样的治疗是极其残酷的。到最后还决定要把气管切开，这么小的孩子气管本来就小，切开之后的结局会怎么样呢？令人发怵！所以在科技、财力、人力、物力各种手段用尽的情况下，最终只有选择放弃，但又岂会心甘？据我所知，他们两口子是结婚六年之后才怀上这个孩子的。在医生放弃的情况下，一个偶然的机会，找到我，我当时的第一反应是，才几天的新生儿，这么重的病，又看不见人，我当时并没有想要给孩子什么针对性的药物治疗，我只是从人性的角度给这位妈妈提了几个建议，没想到竟然有如此神奇的治疗效果。

这个孩子必须赶快回到母亲的怀抱，越快越好。为什么呢？"惊恐伤肾"。孩子生下来才三天，就被放进保温箱子里，进行蓝光照射，治疗黄疸，插满一身的管子。孩子听不到妈妈的声音，闻不到妈妈的气味，感受不到妈妈的温暖，接收不到妈妈的任何信息，这时候，恐惧对孩子的杀伤力是一般人很难体会到的，这种恐慌完全可以摧毁孩子稚嫩的神经和内分泌系统，这种时候什么药物都不会起作用。

之所以必须立即采取母乳喂养，是因为我知道，唐晓慧自从到了医院之后就再也不允许吃母乳，在重症病房里只能输液、输血，偶尔冲点奶粉。但即使是最新从国外进口的抗生素还是杀灭不了细菌，到了无药可用的地步。这种情况下，我告诉孩子的妈妈：母乳是世界上最好的"抗生素"。然而由于孩子二十多天不吃母乳，妈妈的泌乳功能已经基本退化了，所以我唯一开的一张处方就是催乳的方子，而且只是妈妈吃药，再以母乳喂养孩子。事实证明，这种方法还是起到了很好的作用。

"初生牛犊不怕虎"，坚信孩子越小，潜力越大，不要轻言放弃。我当时跟唐晓慧妈妈说，不要被医生开的病危诊断书吓倒，什么重症肺炎、重症黄疸、重度贫血、坏死性肠炎、脑出血、蛋白低，不要害怕，一定要相信自己的孩子。他根本不知道这个病的严重性，关键是做父母的，要相信他。尤其是妈妈，一旦妈妈恐慌，会直接影响到孩子，孩子病情就加重，从而再反过来影响母亲的情绪，形成恶性循环。最后这个孩子奇迹般地得以康复，现在已经四岁半了，我衷心地祝愿唐晓慧健康成长，拥有一个快乐、幸福的人生！

案例三：60 年中耳炎

2017 年 9 月，开学不久，我的一位同事找到我，他的岳母当时 78 岁，左侧中耳炎发作，还伴有左侧下颌关节运动障碍，左侧听力几近消失，整个左侧半面部放电样疼痛并影响睡眠。医院医生经过 CT 检查后，诊断为慢性中耳炎并面部神经管纤维化，建议手术松解治疗。同事为此征求我的意见。

经过与患者交流得知，老人 9 岁时下河游泳，河水倒灌引起左侧中耳炎，后断断续续左耳流脓，听力下降。18 岁时经哈尔滨医科大学附属医院检查确诊为左侧鼓膜穿孔、慢性中耳炎，之后的 60 年岁月中，中耳炎、咽喉炎、鼻炎、牙龈炎、三叉神经痛反复交替发作。

经过详细询问和检查，我给患者开了一副文化"处方"：

① 每天早晚以最慢的速度闭目走路一小时；

② 走路的过程中配合含乌梅，做口水吞咽；

③ 多做好事，与人为善，广结善缘。

一周以后，患者自觉症状明显改善，一个月后，上述症状完全消失。至今快一年了，再也没有发作过。饮食、睡眠、体力、大小便均很好。

　　　　文化"处方"

点评：

这种治疗方式又是什么道理呢？

一、"活"字的造字内涵——"阴阳一体"

从"活"字的造字外形来看，活字属于左右结构，左边是水，右边是舌，我把它理解为水在舌边或者舌边有水即可活。《黄帝内经》载："舌为心之苗。"即舌是心的外现，根据五行配五脏，即心肝脾肺肾对应火木土金水，心对火，火属阳，这样一来"舌—心—火—阳"原来是一个意思；肾对水，水属阴，如此"氵—肾—水—阴"也是一个意思，因此，"氵"加上"舌"正好就是一阴一阳，水火既济，阴阳一体。

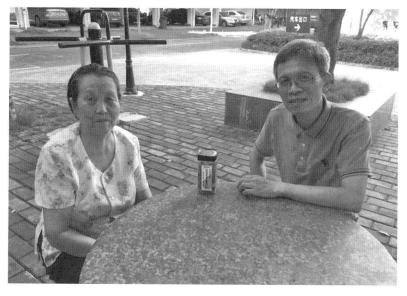

2018 年 7 月 17 日，骆老师与李秀清老人合影

二、"活"字蕴含的生命哲学——"阳动阴随"

所谓"阳始出，物亦始出；阳方盛，物亦方盛；阳初衰，物亦初衰。物随阳而出入，数随阳而终始，三王之正随阳而更起"。这句话揭示了一个自然规律——万物生长靠太阳。当代中医"扶阳派"的核心理念是"阳痿则病，阳衰则危，阳亡则死"。一句话："阳气决定人的健康和寿命。"由此可知"活"字蕴含着中国古代最朴素的东方生命哲学观——"阴阳一体，阳主阴从；阴阳相参，阳动阴随"。《黄帝内经》讲"阴平阳秘，精神乃治"；又讲"谨查阴阳之所在而调之，以平为期"，表面上看似乎在强调"阴阳平衡""阴阳对等"，实则不然。舌一动，水就来，这就不难理解中医为什么要"观舌""调心""扶阳"，因为只有在调阳为主导下的阴阳平衡，才能最终实现人的健康、长寿。

但是，我们今天看到的所谓现代医学，包括中医和西医，绝大多数关注的往往是患者的有形身体（阴），很少有人关注患者的"心"（阳）。

三、"活"字给当代医疗的启示——"以神驭形"

为什么要含乌梅呢？因为舌头上分布着大量的味觉感受器，如菌状乳头、叶状乳头、轮廓乳头，这些感受器使味觉很敏感，酸甜的乌梅刺激舌头上的味觉感受器就会分泌大量唾液。

同时，我嘱咐患者多做好事，与人为善，其实就是"调心""扶阳"，最终实现阳动阴随，舌动水来。

舌边的水，说得专业一点就是唾液，再专业一点就是由腮腺、舌下腺、下颌下腺分泌的消化酶（人体自造的酵素），这些消化酶对人体的消化吸收功能有着举足轻重的作用，同时，这些消化酶对口腔、鼻咽部、口咽部、喉咽部乃至气管、食管还有清洁、保护、消炎作用。中医把唾液称为"涎"，涎为脾液，促进消化吸收，脾为后天之本。《论语》不是有"君子务本，本立而道生"的说法吗？传统中医也讲"有胃气则生，无胃气则死"，"胃气"就是本，是现代人讲的消化吸收功能，通俗的表达就是人的食欲或者饥饿感。民间常说："若要小儿安，常带三分饥和寒。"中国古代特别重视"叩齿吞津"，"舌点上腭，练津生精"，"津"指的就是口水，蕴藏着巨大的生命潜能。我们仔细想想：口腔里常常含有大量口水的是什么人呢？当然是活力无限的婴幼儿。这就再明白不过了。

"酸则收（敛阳）"，乌梅酸甜可口，望梅尚且能止渴，更何况含梅乎！水火既济，火动水生，以水制火，水到哪里火就到哪里，即成阴阳一体，只要意到、气到、心到，火自然就归位，这就叫"引火归元"。

五、"活"字给未来医学指明了方向——"导引行炁"

急则上火，缓则下沉。如何引导阳气归肾达到治本之策呢？每日放松闭目慢走一小时，意沉涌泉，虚实互换，念念不离脚下，好似踏石留印，导引行炁，不知不觉造就了一个泰卦。泰者，交也；交者，通也。慢步加乌梅，动静结合，动中寓静，水火既济，火降水升，大量唾液如泉水般涌出，缓慢咽下，以水制火，火灭则炎消，中耳炎不治自愈。再者，涎为脾液，健胃消食，患者因此得以吃饭香、睡觉香、体力好、大小便通畅。

案例四：重度肝硬化腹水

这个案例发生在我夫人身上。我夫人今年54岁，护士，2017年10月住院。医生经过B超、肝功、CT、抽腹水检查，确诊为慢性病毒性乙型肝炎，肝硬化失代偿期，大量腹水，还伴有胸腔积液，全身浮肿。入院后采取紧急措施：利尿、抽腹水（减压）、输血浆加白蛋白。第一天效果很好，用了两支"速尿"以后，大量排尿，24小时排了6000ml尿，全身水肿很快消退，医生、家属、患者皆大欢

桂林医学院附属医院
住院患者疾病证明书

姓名：廖端阳	性别:女	年龄:53岁	住院号：63386
身份证号：		医保证号：	—
住址或单位名称：	桂林市七星区		
入院科别：	消化内科	入院日期：2017年10月03日	
出院科别：	消化内科	出院日期：2017年10月13日	

出院诊断：
慢性病毒性乙型肝炎肝硬化失代偿期

2017年10月3日至13日住院10天

喜。然而，欲速则不达，随之
而来的是急性肾阳虚，在大量
排尿之后，患者极度疲劳，没
有食欲，晚上失眠，两天以后
转为急性肾衰，24 小时尿量
只有不到 200ml。很快，腹水
比原来更严重。住院 10 天之
后，病情依然没有明显缓解。
再加上节后病房人满为患，到
处是加床，连走廊都住满了病

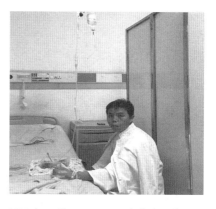

2017 年 10 月 3 日至 13 日在桂林医学院附
院消化内科住院治疗

人，一派喧嚣，晚上几乎不能休息。在这个时候，我夫人提出放弃
西医治疗，想找一个僻静的乡下休养。她的这个想法，反而使我心
里燃起希望，我想，患者对生死彻底放下了，或许就是转机。

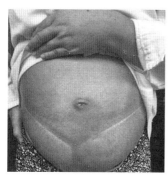

最严重时大量腹水，腹围 101cm

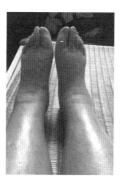

双下肢浮肿，皮肤发亮，
甚至渗水，一碰就烂，
伤口很难愈合

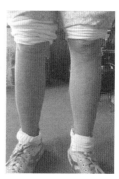

不到两个月，水肿完
全消退

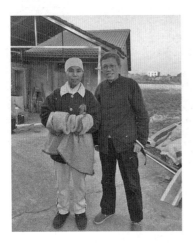
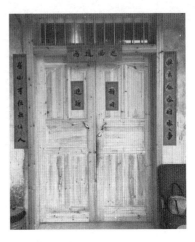

2017年12月20日，我与夫人在农场的合影

2018年春节，我特地为我夫人写的春联（暗藏文化"处方"）

于是，在朋友的大力支持和帮助下，我找到了一家农场，经过简单装修后，住了进去。把夫人安顿好之后，当晚我回到了市区，却一夜没有合眼，心中惶惶不安，焦躁难眠。但第二天清早，夫人却告诉我，自患病以来，第一次一觉睡到天亮。我心里意识到这一步是走对了。"阳生阴长，阳杀阴藏"，心属阳，（腹）水属阴，心一旦归位，水必然自动归位（回到血管里）。这样看来，夫人的病情缓解便是有希望了。

果然，三天以后，尿量开始逐渐增加到1000ml以上，不到两个月，体重从原来的125.4斤减少到105.8斤。随之饮食、睡眠、体力逐渐恢复，直至腹水完全消退。

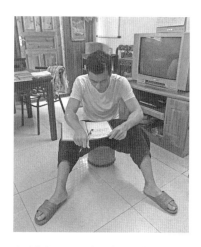

病重期间，儿子骆阳康健，每天早晨起床都会认真测量并记录她母亲的呼吸、脉搏、血压、尿量、腹围、舌苔变化

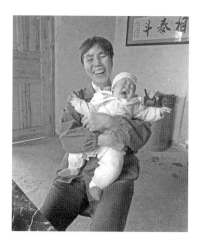

2019春节，祖孙哈哈一笑，轻舟已过万重山

患者感言

刚刚经历的这场大病，真如在地府门前走过漫长而黑暗的生死索道，惊心动魄，险象万分。这病是怎么来的，怎么样才能从这里走出去，当时都是一片迷茫，不知路在何方。每次我去看医生，医生都说来得太晚了，甚至后来，桂林市人民医院中医科，因为科室没有抢救设备而不敢收留我。我至今记得最清楚的是，最后一次从医院回来时，几乎所有的人都对我不抱希望了。

如今这场灾难过去了，我也从这场噩梦中醒来。幸好我遇上了中华优秀传统文化和一群受此教化的人——尤其是我的儿子和丈夫，才有我的今天。

首先是丈夫对我的不离不弃，全程没有任何的埋怨和消极悲观的情绪，处处为我排忧解难，想尽一切办法，消除我的顾虑和牵挂，并时时提醒、帮助我化性、净心。生活上给予我无微不至的照顾并竭尽全力提供优质的生活环境和物质保障。特别在治疗上，丈夫细心周密的思考，望闻问切，到处打听、请教全国各地医学界的高手，综合分析，实事求是。由于我当时几次心跳、呼吸短暂停止，岌岌可危，他经常半夜临时更换药方、熬药抢救，令我十分感动，由此也激发了我强烈的求生欲望和战胜疾病的坚强意志。

儿子也非常善解人意，很有孝心，他自己的学习、生活、工作安排得很好，不要我操心，解除了我的后顾之忧。

我病危期间，儿子四次临时请假回家，甚至做好了休学的准备想要在家照顾我，使我非常感动，非常欣慰。

还有很多善良的朋友，他们真心的支持、帮助和照顾，使我很快转变观念，彻底放下，轻装上阵。特别是出院后移居农场，与志同道合的善知识生活在一起，我原来焦躁的心很快就安定下来，第一天晚上就能彻底放下，次日，尿量迅速增加，更加坚定了我的信心，终于看到了一线曙光！后来，很多善良的朋友来看我、鼓励我、帮助我，我的身体渐渐地好了起来，生活逐渐可以自理，到现在完全自理。如今，我想得最多的是如何更好地使用曾经使我起死回生的圣贤文化和报答在我最困难时给予我帮助的大善知识。

所谓"天行健，君子以自强不息"，概莫能外。

点评：

第一，"烦人伤肾"，这是我夫人患病的根本原因。我夫人2015年初发病，最初是左侧颈部出现一个乒乓球大小的肿块，不痛不痒，

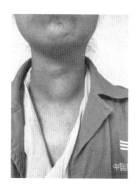
颈部肿块，可以随吞咽上下活动，应该是甲状腺囊肿

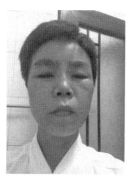
整个脸部浮肿，典型肾阳虚，"脏寒生满病"

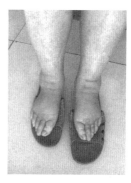
虚阳外越，双下肢高度浮肿、红肿，奇痒难忍

可以随吞咽上下活动，估计是"甲状腺囊肿"。2016年底，全身出现严重湿疹，奇痒难忍，坐卧不安，严重影响睡眠。这些都是烦闷造成的。现在仔细回忆，从2015年起，我夫人所在的工作部门因为缺人，一个人要完成三个人的工作量。极大的工作压力使得她常常发无名火，烦躁、埋怨但又说不出口，最终，造成大量肾阳外耗，导致严重"肾阳虚"，结果，虚阳外越，阳动阴随，出现颈部肿块和湿疹以及后来的腹水。

第二，"大汗亡阳"。我至今还非常清楚地记得，2017年8月中旬，桂林特别热，有三天出现高温红色预警，我夫人由于体质虚弱，大汗淋漓，每天晚上换七八件衣服。大汗亡阳，加上之前的烦人伤肾，不久就逐渐出现了面部浮肿，继而下肢浮肿，再后来发展到严重腹水、胸腔积水，呼吸困难，腹围从68cm逐渐增加到101cm，体重从101斤增加到135斤，晚上不能平卧，直到2017年10月3日不得不住院。

第三，"物随阳而出入"。《黄帝内经》："阳生阴长，阳杀阴藏""阴阳合一，阳动阴随"；《易经》："物随阳而出入，数随阳而终始。"中医讲："心为阳中之阳，故曰太阳"，"思想观念决定人的生死"。可以肯定，人的所有生命代谢活动都随着阳气的变化而变化，心阳外越则导致水泛滥，唯有收心方可使水回归本位。于是，我做出了一个大胆的治疗方略：首先是帮她办好了长期病假手续，彻底消除了患者对请假的担心和忧虑；其次，两边的老人由我一个人负责，他们的日常生活我全包了，所有的人情客往我一人承担，让患者没有任何后顾之忧；第三，搬到农场，远离城市的喧嚣，远离是非，避免了触景生情。常言道："树挪则死，人挪则活。"她同时配合读经、念佛、吃斋、散步、打太极，再加上适当服用温肾阳的中药，病情很快得到扭转，腹水逐渐消退，肾阳一足（纳气归肾），腹水自动归位。

第四，诵经、念佛、安心、祛病。我夫人吃素十几年了，这次搬家，专门为她设置了佛堂，以便她参禅打坐、念佛吃斋，果然，入住佛堂的当天晚上，她美美地睡了一个好觉。第二天，尿量由原来的200ml增加到1000ml，一周以后，接近2000ml。这就是放下的力量，安心的力量，信仰的力量！

文化"处方"

案例五：生育的力量源于安静

最近十年，我接诊了许多"不孕症"和"问题孩子"，我惊讶地发现"静"和"躁"是不孕症和问题孩子的分水岭。

2017 年暑假，我接待了一位来自郑州的张女士，30 来岁，穿着打扮非常时髦，大女儿读小学三年级，很想要个二宝，但就是怀不上。最近两年，反复出现过敏性皮炎，全身皮肤瘙痒，月经逐渐变少、延期，似乎有绝经征兆，两口子非常担心。在朋友的推荐下，他们诚惶诚恐地来桂林找到了我。一问，患者开网店、炒房、做旅游策划……整天离不开手机，脑子里只有一个"钱"字，整天想着怎么来钱快；快言快语，性格急躁易怒，缺乏耐心，还特别爱面子，典型的女汉子形象；常常深更半夜不睡觉，从来不锻炼。

了解到上述情况后，我再通过观舌、号脉了解患者身体情况，最后给患者开了一副文化"处方"和一剂四逆汤与四物汤化裁。

① 早睡早起，不玩手机；

② 学会慢生活；

③ 每天早晚慢走一小时；

④ 避寒就温，忌食生冷；

⑤ 每天做一件好事。

一个月以后，张女士的过敏性皮炎消失了；两个月以后，月经恢复正常；三个月以后怀孕了。全家人无比高兴。

点评：

《道德经》有云："静为躁君""归根曰静，静曰复命"；《黄帝内经》："静则神藏，躁则消亡。"今天的不孕症绝大多数与性格急躁有关。女性属阴，本应安静却躁动，阴僭阳位。躁则消亡，大量阳气耗散，肾阳不足，造成不孕。小孩子的成长过程中产生的种种问题，多与妈妈的急躁情绪息息相关。

《桂林晚报》曾经报道过这样一个故事：重庆万州区武陵镇红谷村2组的村民谭万兴、罗思亲夫妇，五年里生了七个孩子，可谓生育力强大。夫妇俩在2004年和2006年生了两对双胞胎，又在2009年生下了三胞胎，五男两女。

但是，在谭万兴第一次持续了20年的婚姻里，却一直未能生育，当地村民开始传言谭万兴没有生育能力，妻子也受不了流言蜚语，离他而去。到2003年春节期间，经人介绍，谭认识了比自己小16岁、脑子有些"不清楚"的罗思亲，两人很快便结婚了。之后两人到广州打工，不久第一对双胞胎儿子出生了，谭万兴很高兴地带着妻子和孩子回到老家庆祝，但是村民们却怀疑这对双胞胎不是他亲生的。谭万兴为了"争气"，他又让妻子怀上了第二胎，很快，双胞胎女儿顺利降生。有了两儿两女，谭万兴当然不打算再生了，却在此时妻子意外怀孕，这一回，居然是三胞胎。

谭万兴一家的故事引发了我对生育问题的医学思考。谭的前妻性格急躁、刚烈，再婚妻子"脑子有些不清楚"，性子特别安静，两者对比明显。谭万兴二婚时已经 42 岁，从生理上来讲生育能力远远不如 22 岁的小伙子，可见主要是妻子罗思亲的功劳。罗思亲很安静，朴实厚道，任劳任怨，语言不多，甚至木讷，正是《道德经》"归根曰静"的状态。反观今天不少不孕不育的年轻妇女，大多数性子急躁，斤斤计较，缺乏体力劳动。这里面的道理，值得我们思考。

案例六：久卧伤气，一觉睡成植物人

2012年暑假，我到阳朔金宝乡旅游，在当地一座叫紫竹林的尼姑庵里发现一位特殊病人。患者张某，是一位年轻男子，高个子，不到30岁，目光呆滞，表情木讷，大小便便在裤子里。我用双手把他托起来，大概只有40来斤。我开始以为肯定是得了什么重病，后来与患者的母亲交流才知道，原来十年前，小张高中毕业，以优异的成绩考上了大学，但由于家庭经济非常困难，兄弟姐妹四个都需要读书，父母建议他出去打工两年，等赚了钱再上大学。患者埋怨父母，一气之下，卧床不起，最开始，两三天起床一次，吃点东西，吃完倒头就睡。万万没有想到，患者这一睡，竟然睡了十年，不吃不喝，直到最后，神志模糊，意识丧失，大小便失禁，成为一个十足的"活死人"。这时，父母才意识到问题严重，但为时已晚，虽然也去过大医院住院治疗，针灸、推拿、理疗、电刺激、西药、中药、草药也都一一尝试，但均无济于事。

点评：

"天行健，君子当以自强不息"，这是中国文化的源头。生命在于运动，这是至理名言。患者因为不能上学而埋怨父母，继而消极、悲观，没有了追求，没有了精神动力。《黄帝内经》："心者，君主之官也，神明出焉。"患者卧床十年，久卧伤气，全身肌肉、骨骼萎缩，各系统器官功能退化，继而活活地把自己睡成植物人。

这是血的教训。中国几千年的传统教育是教人伦、顺人性、安身立命，《论语》："弟子入则孝，出则悌，谨而信，泛爱众，而亲仁，行有余力，则以学文。"这个年轻的植物人给我们敲响了教育和医疗的警钟，但愿这样的悲剧不再重演。

　　《黄帝内经》："阴阳者，天地之道也，万物之纲纪，变化之父母，生杀之本始，神明之府也，治病必求于本。""阴阳四时者，万物之终始也，死生之本也。逆之则灾害生，从之则苛疾不起，是谓得道。道者，圣人行之，愚者背之。"中华传统文化的方方面面都离不开阴阳，尤其是传统医学，因为阴阳是中华文化大厦的根基，是东方哲学的家传心法，也是中国思想史的发源地，阴阳就是天地，就是男女，就是寒热，就是生死……

案例一：4岁失眠

当代社会生活节奏快、压力大，加班加点、熬夜打更的情况比比皆是，这样的生活压力和工作节奏对身体的伤害是极大的。

2011年，我接诊了一位只有4岁的严重失眠患者，他母亲告诉我：孩子从小就有睡眠障碍。现在4岁了，常常都要折腾到凌晨两三点钟才睡觉，反反复复问妈妈："我为什么睡不着？我今晚又睡不着怎么办？"家长带着孩子看了很多专家，都说没有什么好办法，只能吃安眠药。但是，安眠药吃多了，又担心影响孩子智力发育，全家人不知道该如何是好。

经过详细的了解，孩子的母亲整个怀孕期间都在经营夜市摊，常常下半夜三四点钟才收摊回家，第二天睡到中午12点才起床，完全是昼夜颠倒。了解到这一点，我告诉孩子的母亲："孩子的失眠和你摆夜市摊有关。"这位妈妈大惑不解，她说："我的睡眠很好，每天都能达到8小时以上。"我告诉她，睡眠不但讲究数量和质量，还应该讲究规律，古语云："天有昼夜，人有起卧。""日出而耕，日落而息。"传统文化特别强调天人合一，天人相应，"顺时尊天"乃健康之道。最后，我给这位妈妈开了一副文化"处方"：

① 拒绝夜生活，下午 6 点吃饭，8 点散步，9 点关机，10 点睡觉，务必执行；

② 晚上不能有应酬，不能接待客人、看电视、玩手机游戏；

③ 睡前可以听一些慢节奏的古琴、古筝，配合捏脊、摸背，帮助孩子入眠。

④ 晚餐尽量吃饺子等面食，加点陈醋，有安神作用。

半年以后，孩子逐渐能够在 12 点入睡，一年以后，基本上能够 11 点入睡，偶尔也还会复发。现在孩子 11 岁了，睡眠质量还是比不上同龄的孩子，常常有夜惊、睡眠浅、说梦话等情况出现，可见，昼夜颠倒对人的危害有多严重，尤其是孩子。

案例二：熬夜失音

这个案例的主角是我办公室的一位同事，她是新来的博士，那阵子太忙，连续加班三个晚上后出现鼻塞、流涕、喷嚏、发烧、头疼等症状，吃了消炎药和退烧药之后，发烧退了，但是突然讲不出话了（失音）。到五官科看了专家，经过喉镜检查，没有发现声带异常。她用笔告诉我三个明显的感觉：首先，嘴巴特别干；其次，讲话很费劲，没有声音；第三，感觉肚子特别冷。

我一想，连续熬夜之后大量阳气外耗，又加上吃大量消炎药，势必造成中焦空虚，导致肾阳不足，继而造成"里寒症"。"音"字下面就是一个"日"字，日代表火，火就是肾阳，肾阳足的人，声音就洪亮，肚子就暖和，现在没有了"日"，缺了火，当然就肚子冷，就讲不出话了。嘴巴干就是阳气上不来了，原因在于里寒、中焦阻滞、上下不交。于是，我给他用了一剂"附子理中汤化裁"，并嘱咐她不能熬夜，不能吃生冷食物，注意保暖，缓慢散步。第一次喝药后，她就感觉一个火球往肚子里滚下去，暖暖和和的，整个腹部热乎乎的，唾液很快就上来了，一张嘴，会讲话了，别提多高兴了。由此看来，《道德经》："静（睡觉）则神（阳气）藏，躁（熬夜）则消亡。"真实不虚！

点评：

从文化的角度来讲，白天属阳，晚上属阴，阳动阴静，阳出则天亮，阳入则天黑。人也一样，阳入阴则眠，阳出阴则醒，判若眉列，大道至简！现代很多年轻人崇尚夜生活，白天睡觉，晚上通宵。最近几年常常有年轻人通宵上网、玩手机导致急性视网膜脱落、中风甚至猝死网吧的新闻见诸报端。殊不知顺时尊天，敬畏天地，天人合一，"与天地合其德，与日月合其明"才是最好的养生、保健秘诀。

案例三：冬病夏治

每一年的农历夏至节气，大街小巷到处是"冬病夏治"的广告，尤其是各大医院中医科门诊，更是人山人海，"三伏贴"越卖越火，似乎成了时尚养生潮流。

其实，很多人并不知道"冬病夏治"的真正内涵是什么。大多数人认为"冬病夏治"就是冬天患的病要等到来年夏天治，这个理解当然也对，只是太过于肤浅罢了。

"冬病"就是"寒病"，夏天也是十分容易受寒的。炎炎夏日，酷暑高温，电扇、空调、冰箱的使用使得今天的人们更容易在夏天受寒，商场、影院、地铁处处"寒气逼人"，让人无处可逃。那么，"夏治"又是什么意思呢？"夏治"就是"热治"。《黄帝内经》："寒者热之，热者寒之。"民间有句歇后语："冬吃萝卜夏吃姜，不劳医生开处方。"很多人不理解，夏天这么热，怎么还吃姜呢？应该吃冰西瓜，喝冰啤酒、冰绿豆稀饭才对，古人是不是搞错了？下面讲几个真实案例。

空调、冷饮要谨慎

2015年暑期，一个从加拿大回国的华侨找到我。此人姓王，65

岁，男，工程师。他反复感冒、咳嗽、哮喘三个月，在国外经过一系列的中、西医治疗未愈，还渐渐地发展并伴有失眠、乏力、胸闷、气逼、纳差、记忆力下降。王夫人是桂林人，其亲戚曾找我治过病，他们这次回桂林度假，就在亲戚的介绍下找到了我。聊天两小时后得知：患者是一位建筑设计师，喜欢喝冰镇饮料，办公室、汽车、家里均装有空调，大多数时间处于空调低温环境，从来不运动，遇事还喜欢发脾气，典型的完美主义者。详细询问和检查患者的舌、脉以后，我给患者开了一副文化"处方"：

① 停用空调，不喝冰饮料，避寒就温；

② 每天早晚到公园慢走 1—2 小时，以微微出汗为佳；

③ 每天中午吃一次热稀饭，直至遍身流汗；

④ 早睡早起，饮食清淡，少玩手机，多做家务；

⑤ 每天做一件好事，调节心情。

一周以后，患者告知，感冒十去八九，半个月后痊愈。他回加拿大之后，按照上述文化"处方"来安排日常生活，很少再感冒，一家人享受着健康带来的愉快、和睦、幸福。

大汗之后慎防寒

夏天中暑是一件很平常的事，但是，一般人中暑都是"阳暑"。比如说，马路上的交警、高空作业的建筑工人、田间地头的农民，炎炎烈日之下，大量出汗，最后头晕、眼花、乏力、口渴，倒下去，这种症状叫"阳暑"。"阳暑"容易避开，"阴暑"往往防不胜防。

2016 年暑假，我接诊了一个单亲家庭的 9 岁孩子。放暑假之后，母亲带他去电影院看一场电影，从家里出发，在大太阳下走了一段很长的路，汗流浃背之后，进入电影院吹了一个下午阴冷的空调，回去之后就头疼、呕吐、发高烧。我一听就知道这个孩子是因为大汗淋漓之后突然走到空调房，风寒袭表，导致人体散热系统突然关闭，大量郁热排不出来导致的"阴暑症"。

于是，我告诫孩子的母亲不能再开空调了，远离生冷食物，带孩子到室外空气好的地方散散步，多表扬，少批评。另外，我开了一剂"小青龙汤化裁"。当天晚上孩子的情况就有所缓解了，第二天，上述症状完全消失。

这个案例告诉大家一个容易被忽略的问题：盛夏时节，大汗淋漓正好是机体散热的正常生理过程，这个时候千万不能贪凉，急匆匆地走进空调房或者大量饮用冰镇饮料，极易造成"阴暑症"。很多人不明白这个道理，把病人送到医院急诊科空调房打点滴，那将是雪上加霜，甚至有可能会并发肺炎、心肌炎、肾衰竭，危及生命。

点评：

"冬病"就是寒病，"寒则伤阳"。但是，冬病不一定发生在冬天，现代社会，科技高度发达，"冬病"也会发生在夏天，电扇、空调、冰箱、冰镇饮料难辞其咎。《黄帝内经》："夏三月，此谓蕃秀。天地气交，万物华实。夜卧早起，无厌于日。使志无怒，使华英成秀。使气得泄，若所爱在外。"夏天就是阳气走表，是开泄的季节，夏天不出汗是不对的。出汗就是驱寒、排毒、通阳，就是寒病热治，冬病夏治。我接诊过很多发烧的患者，仔细询问，几乎都是先受寒而后发烧，因为"寒者热之"，这就是人体的自动调节现象。发热的程度取决于受寒的程度，有一分寒就发一分热。但是，今天很多医生处理发烧的方法正好相反，不是"寒者热之"，而是"寒者寒之"，大家到各大医院急诊科走一走，看一看，放眼望去，点滴、冰袋、空调病房，数不胜数，哪一个不是寒的？正常人进去都受不了，何况正在发烧的病人。"道者，圣人行之，愚者背之"，背道而驰，肯定凶多吉少。我从小在农村长大，儿时的每一次发烧几乎都是老人通过刮痧、姜糖水热饮，随之发汗继而参加劳动而自愈，完全顺乎自然，安全有效，经济实惠，大道至简！

案例四：夏病冬治

　　上面讲了"冬病夏治"，这是很多人都知道的，反之，"夏病冬治"则往往很少有人知道。何为"夏病"？所谓"夏病"就是阳病，就是热病，就是出汗过度，发散太过。那么，什么是"冬治"呢？所谓"冬治"就是阴治，就是寒治、收藏、止汗。

　　过去少有空调、电扇，夏病常常发生在夏天。随着空调、汗蒸馆的普及，"夏病"往往也发生在冬天，比如冬天室内体育馆的开放，冬天汗蒸馆、麻辣火锅的流行。从文化医学的角度来讲，"夏病"常见于高温环境或者体质虚弱的人，尤其是后者，发生"夏病"的可能性更大。下面我用两个案例来说明：

大汗失眠

　　2012年国庆节，一个家住临桂区四塘乡陈家村的亲戚突然打来电话跟我咨询。他失眠近一周，睁眼到天亮，吃安眠药也不管用，头晕、乏力、口苦、咽干、恶心。我感到很意外，一个农民，又正值壮年，怎么会失眠呢？仔细询问才知道：最近半个月患者在郊区的一家胶合板厂烧锅炉，本来是两个人轮流倒班，患者为了多赚点钱，一个人拿下了这份工作，每天上班12个小时以上。由于长时间处于40度以上高温环境中，大汗淋漓，每天换三四套衣服，喝三大瓶开水，一周以后，逐渐睡眠不安，梦多，直至失眠。听了患者的介绍，我若有所悟。古书载："大汗亡阳"，"汗为心液"。大量出汗，导致心液虚（阴虚），最终阴不藏阳，阳浮于外。阳入阴则眠，现在，阳不能入阴，当然就失眠。于是，我给患者开了一副文化"处方"：

①　赶快辞职，回家休息；

②　要补充丢失的水分，温开水里加点盐和白糖，小口慢慢饮；

③　每天早晚放松散步，口含乌梅，走得越慢，口水越多，缓缓将口水咽下。

为了立竿见影，增加患者的信心，我还给患者开了两剂参麦饮（人参、麦冬、五味子），两天以后，患者呼呼大睡，各种伴随症状随之消失。

冬天汗蒸虚脱

2014年冬天，我的一个好朋友因为工作压力太大，感觉身体不适，经朋友介绍，到汗蒸馆治疗。大汗淋漓之后，开始虚脱，血压很低，不省人事，急送医院抢救，最后勉强捡回一条命。后来咨询于我，她说："现在满大街都是汗蒸馆，还打出诱人的广告：'请人吃饭，不如请人出汗！'美其名曰'排毒一身轻'。但是，为什么我一汗蒸就虚脱，差点要命呢？"

其实不难理解，中医的核心思想是"辨证论治"，每一个人的阴阳、表里、虚实、寒热都不同，治疗当然就因人而异，因时而异，甚至因地而异。汗蒸的确属于中医的八法（汗、吐、下、和、温、清、消、补）之一，近十年来，各大城市相继流行，成为一种时尚，尤其对于办公一族而言。但是，是不是每一个人都适合汗蒸呢？未必。是不是不分季节、不分白天黑夜，任何时间都可以汗蒸呢？也未必。关键是要看患者有没有"表症"，还要看患者体质的虚实是否适合"开表"，要看季节是否合适，并不是所有的人任何时候都适合汗蒸。

点评：

对于出汗过度或者气虚体弱的"夏病"应该怎么治疗呢？当然应该"冬治"。《黄帝内经》："冬三月，此谓闭藏。水冰地坼，无扰乎阳。早卧晚起，必待日光。使志若伏若匿，若有私意。若已所得，去寒就温。无泄皮肤，使气亟夺。"由此可知，冬治就是"无扰乎阳"，"无泄皮肤"，"迎阳归舍"，"阳气收藏"。所以，对于肾阳虚、特别容易出汗的体弱患者如果随意汗蒸、高温环境下劳动或者大量使用解表药，大泄皮肤，这是极其危险的。患者应当学会慢生活，心平气和，使阳气不要耗散过度，可以选择放松运动，比如瑜伽、静坐、太极拳、散步；如果遇到高温大暑天，还可以服用参脉饮、罗汉果姜茶，消暑、降温、安神、助消化。

案例五：上病下治

当今时代，经济飞速发展，科技日新月异，生活节奏越来越快，生活压力也越来越大，伴随而来的是头面、五官的炎症越来越多，印证了民间的一句俗话："急则上火。"咽喉炎、扁桃腺炎、中耳炎、鼻炎、鼻息肉、鼻衄、口腔溃疡、牙龈发炎比比皆是，反反复复，久治不愈。西医的处理方法通常都是打抗生素或者吃消炎药，甚至抗生素加激素，每每造成患者免疫力下降，体质越来越寒，更有甚者，引发肾炎、心肌炎、慢阻肺……其实，从文化的角度来讲，阳病则阴治，上病则下治。

鼻衄

2012年冬天的一个晚上，我的一个亲戚告诉我：最近半个月，鼻子出血不止，每天晚上睡到半夜，鼻子流血，鲜红色，不痛也不痒。当地医院给他做了鼻、咽、喉镜检查，没有发现异常病变，打了几天消炎、止血、营养的点滴，但效果不佳。

通过电话仔细询问得知，患者爱喝酒，喜欢熬夜打牌又手气不好，总是输钱，为此，两口子常常互相埋怨、生气、指责，甚至吵架，家庭不和睦。

我试着给患者开了一副文化"处方":

① 近期内不能喝酒,不能吃冰冷食物;

② 早睡早起,不能熬夜打牌,晚上十点钟必须上床睡觉;

③ 每天对爱人说一句好话,不许再吵架;

④ 每天晨起喝"回龙汤"。

患者求治心切,再加上每晚出这么多血也确实很可怕,当地医院又没有什么好办法,仔细想想,我开的文化"处方"又的确没有什么坏处,还不花钱。于是,抱着试试看的态度努力做到。坚持了两三天,有了效果,第二天开始排三次水样大便(以往都是两三天大便一次,且很难解),一觉到天亮;第三日,惊讶地发现,鼻子不再出血了,非常高兴!于是坚持一周,不但鼻子不出血了,家庭也和谐了,全家人皆大欢喜!

大量鼻涕

2013 年暑假,我的一个发小告诉我,近期鼻子流水不止,都是清水,鼻子都擦破皮了,疼痛不止,还伴有喷嚏。患者以为是感冒,到附近社区医院刮了痧、拔了罐、打了点滴,还是止不住。经过仔细询问,我得知患者患病前一天替朋友开车,来回接送新娘和两边亲家,路上三个多小时,车上开了空调,又喝了冰饮料。结果,第二天先打了几个喷嚏,接着就流鼻涕、咳嗽、腹胀,没有胃口。无畏寒、发热、项犟、腰背酸胀、头晕目眩等症状,睡眠正常。我给患者开了一副文化"处方":

① 避寒就温,不许再喝冰饮料、吹空调;

② 早晚戴上墨镜到公园以最慢的速度散步一小时;

③每天煮一壶罗汉果姜茶小口慢慢热饮至微微出汗为佳。

同时开了一剂"附子理中汤化裁"，两天以后，症状完全消失，浑身轻松暖和，心情无比愉快，全家人皆大欢喜！

点评：

其实，打喷嚏、流鼻涕、鼻衄、鼻息肉、急性或慢性咽喉炎、扁桃腺炎等都是一个道理，都是阳气外越造成的，西医叫发炎，中医又叫"虚火上燃""虚阳外越""阳不归舍"。

从文化的角度看，阴阳一体，阳动则阴随，鼻涕也好，鼻衄也好，鼻息肉也好，扁桃体肿大也好，都是因为阳气往上走造成的。人体的正常状态是阳气在内、在下（处于泰卦状态），但是因为受寒、情绪受刺激，或者专心于某件事并急于求成，使阳气外出御寒、因怒则气上，致使阳气僭越，不在本位，阳动阴随从而引发了疾病，西医叫作"炎症"。"火"从"心"上来，"急则上火"。明白了这个道理，那么，治疗的思路就是引阳归舍而已。第一个案例，喝清晨小便。尿属阴，又从下面阴部流出，乃阴中之至阴，"阴者，阳潜也"，故小便又称"回龙汤"，顾名思义，小便属阴具有导龙入海、引火归元的作用。再加上患者不喝酒、不打牌，夫妻不吵架、不动怒，心平气和，阳（气）入则阴（血）入，阳气归位，阴血自然就归位（阴阳一体，阳动阴随），所以止血效果特别好。第二个案例，患者因为开车三小时，注意力高度集中，阳气上行，空调的冷刺激导致了大量的阳气外耗，再加上冰饮料寒湿伤阳，外寒加内寒造成中焦空虚，导致"里寒"，结果，恶性循环，虚阳外越，阳出则阴出，鼻涕不止，怎么办呢？只要温里，则阳气自动归舍，罗汉果姜茶小口慢慢热饮既可以温里又可以伏火（罗汉果甘甜，甘归脾，脾属土，土伏火）。由此可见，夏天不应该贪图空调、冰饮料，越是大暑天越应该喝热茶、姜茶、罗汉果茶，既能保证出汗（阳出）散热又能保证温里（阳入）潜阳，不愧为盛夏防病保健的一剂必备良药。

文化"处方"

案例六：下病上治

上面讲了现代快节奏生活带来的"急则上火"，导致当代人头面、五官的疾病高发。另外，由于生活富裕，胡吃海喝，好逸恶劳，贪图汽车、电脑、手机带来的享受，缺乏劳动锻炼，再加上卖淫嫖娼、网络黄片、淫秽书刊而带来的疾病也愈演愈烈。很多"下病"如盆腔炎、附件炎、宫颈糜烂、宫颈癌、前列腺炎、性病、膀胱癌、阳痿、不孕、早泄、股骨头坏死、膝关节和踝关节痛风等发病率逐年增多。那么，这一类"下病"又该如何治疗呢？

痔疮

2014 年暑假，一位来自香港的重度痔疮患者打电话跟我咨询。这位患者 50 岁，女，公务员。便后滴血约十年，逐年加重，最近血量特别大，便后射血，整个痔疮脱垂，不能自行还纳，痔疮嵌顿、糜烂、感染，胀痛难忍，坐卧不安，导致贫血（血红蛋白只有 6g/L），严重影响日常生活。医生建议立即住院，边输血边手术，否则直肠会坏死。经过一个多小时的电话沟通得知，患者不爱运动，喜欢麻将、字牌，特别喜欢吃麻辣的食物，还喜欢喝酒，饮食不节制。于是，我给患者开了一副文化"处方"：

①抹点石蜡油或者肥皂，立即将痔疮还纳并平躺一个小时；

②戒酒，戒麻辣饮食，多吃粗纤维蔬菜、水果；

③"提肛运动"，行住坐卧皆可提肛，以仰卧提肛为佳，锻炼肛门括约肌的功能；

④戒掉麻将、字牌，早睡早起，每天早晚放松散步一小时；

⑤每天做一件好事并养成习惯。

一周以后，痔疮没有再掉出来，出血也渐渐减少，一个月左右便完全治愈，至今四年了，未再复发。

前列腺肥大（慢性前列腺炎）

2007年夏天，一位43岁患有很严重慢性前列腺炎并前列腺三度肥大的患者向我咨询。患者此前已经有过五年的治疗，目前仍有尿频、尿急、尿痛、尿不尽、尿不远的症状，还经常尿裤子，阳痿不举，不能行房。夫妻感情也因此不和睦，非常痛苦。经过两个多小时的聊天得知：患者两口子离开农村十几年了，在桂林市城乡接合部租了一间小平房，开始做点小买卖，后因批发水果赚了点钱。患者本人喜欢喝酒、大鱼大肉、熬夜打牌、看电视。最近五年开出租车，为了多赚钱，工作不分白天黑夜。我给患者开了一副文化"处方"：

①不玩手机，早睡早起；

②不能再开出租车了，避免脑体倒挂；

③禁止喝酒、吃辣椒、大鱼大肉；

④离开城市回家务农，选择室外体力劳动；

⑤"提肛"，尤其是半蹲状态下提重物再配合提肛，效果更好。

患者尝试一切照办。一周以后，小便可以控制，不再尿裤子了；

两周以后尿频、尿急、尿痛明显减轻；一个月以后，症状基本消失；三个月以后，夫妻性生活恢复正常，两口子无比感恩。

点评：

以上两个案例都属于"下病"，"下病"则需"上治"，从思想观念、饮食、锻炼（提肛）三方面设计"向上"的文化处方。关于案例一，痔疮分三度：一度为便后带血；二度为便后滴血，并伴有痔疮脱出，但便后可以自行还纳；三度为便后射血，痔疮脱出不能自行还纳，甚至嵌顿、坏死。上述香港患者显然属于"三度痔疮"并严重贫血。

①抹点石蜡油或者肥皂，立即将痔疮还纳并平躺一个小时。

痔疮脱垂必须立即还纳，否则嵌顿时间太长造成淤血、水肿，甚至坏死，患者自己也可以徒手还纳，抹点石蜡油或者肥皂起润滑作用，平躺，缓慢、均匀用力挤压，使痔疮缩小（痔疮就是肛门的黏膜下静脉丛扩张），然后缓慢推回肛门，提肛收缩，防止再次脱出。

②戒酒，戒麻辣，改为素食，多吃粗纤维蔬菜、水果（不能生吃，最好煮熟吃）。

喝酒、吃麻辣容易引起肛门周围血管扩张，加重痔疮。大鱼大肉缺乏粗纤维，导致肠道蠕动缓慢，容易引起肠道不畅，淤堵，静脉回流受阻，扩张，加重病情。素食含植物粗纤维，促进肠蠕动，加速排空，减轻肠道压力，使静脉血回流畅通无阻。

③提肛，行住坐卧皆可提肛，锻炼肛门括约肌。

提肛就是肛门收缩并使劲往上提（下病上治），行住坐卧皆可提肛，随时随地，不受限制，整个盆底肌肉（肛提肌、尾骨肌）往上托，不但可以防止痔疮脱出，还可以带动肛门括约肌收缩挤压，帮助直肠静脉回流、止血，防止痔疮复发。

④戒掉麻将、字牌，早睡早起，每天早晚放松散步。

长时间久坐容易造成下肢肌肉萎缩、无力，下肢静脉曲张继而导致整个盆腔静脉淤积，引发痔疮，每天早晚放松散步，通过下肢肌肉有节奏的收缩，保障了静脉血的正常回流，同时，散步可以愉悦心情，陶冶情操，使人心平气和。

⑤每天做一件好事并养成习惯。

做好事就是一种利他精神，就是替人着想，不给人添麻烦，做了好事心情特别好，气血通达，无滞无碍，有利于静脉回流。俗语："气血通则百病不生。"

这两个案例都有着相似的地方，都属于"下病"，都是因为缺乏劳动，饮食不节制，又喝酒、熬夜、打牌，下肢基本不用，导致的下半身静脉血淤积。因此，除了戒酒、劳动、早睡外，对于前列腺肥大、发炎、阳痿，半蹲状态提重物再配合提肛，可以借助肛提肌、尾骨肌、会阴深横肌的强烈收缩，带动前列腺囊收缩，使淤积的前列腺静脉血回流，前列腺很快缩小，解除对后尿道的压迫，恢复正常排尿，让患者看到希望。这就是"下病"则"上治"的道理。方向对了，事半功倍，大道至简。

案例七：快走与慢走

一提起走路，很多人都认为：走路谁不会？不见得。今天的很多人都不见得会走路，走路看似简单，其实它既是一种锻炼，也是一门医学，更是一门文化和修养，蕴含着中华优秀传统文化深层次的哲理！那么，到底是快走好还是慢走好呢？

我们首先通过案例来说理，看看你适合快走还是适合慢走。

快走闭经

2010 年国庆节，我的一位高中同学带着她 30 岁的弟媳从深圳到桂林找我，原因是闭经。经过两个多小时的聊天得知，患者是一位英语教师，大儿子已经五岁，家庭条件不错，还想再生个女儿，但是自我感觉身体每况愈下，月经量偏少。于是到当地找了一个有名的老中医调理身体，吃了当归、熟地、芍药、阿胶、鹿茸之类的药，最后还遵嘱每天快步走 2 小时以上，全身出汗，排毒。半年以后，患者发现，不但身体没有好转，月经量也越来越少，最近两个月开始有闭经的迹象。

我给患者开了一剂中等剂量的"桂枝汤化裁"，嘱咐她："把原来的快走改为慢走。"每天在公园里放松散步 2—3 小时，逐渐增加

2018年7月27日 星期五
编辑朱玉中/校对姚佳成

桂林晚报
GUILIN EVENING NEWS

健康工作室电话 2802749

健康

全民快步走 共筑健康梦

全民健身活动"自然健康快步走"（桂林站）开启 "快走"风潮再起

7月26日上午8时，由桂林市象山区老年人体育协会主办，桂林市老年人体育协会指导，桂林市好身体公司承办的"自然健康快步走"（桂林站）启动大会在桂林王城景区国学堂隆重举行，桂林市老年人体育协会、桂林市老年人科学协会、象山区老年人体育协会、叠彩区老年人体育协会及近千名市民朋友到现场参加了活动。

好身体公司总经理左庆焕表示，国家"十三五"规划中把健康中国上升为国家战略，充分体现了目前我国对人民健康的重视上升到了新的高度，推广健康生活方式，寻求大健康发展之路已经成为共识。好身体公司之所以要极其办这个活动，缘于好身体公司多年来对自然健康领域的探索与实践。他说："我们提倡的自然健康是指通过自然医学的自然疗法，提高人体自然自愈能力，实现人体的自我康复。希望通过'自然健康快步

走'活动唤醒人们的自然健康意识，让更多人了解并接受自然健康理念，通过三大干预（理念干预、运动干预、营养干预）真正实现自然健康梦想。

启动大会上，自然健康快步走活动总顾问、原国家体育总局运动医学研究中心副主任段公博士现场讲解了自然健康运动干预的快步走运动和自然健康营养干预。段公介绍说，自然健康快步走，是一种易普及、且经济有效的预防慢性疾病的有氧运动方式，能帮助地增加热量消耗，减少体内脂肪，降低心脏病、糖尿病等疾病患病风险，如果与限盐饮食等健康的饮食方式相结合，则更能有效地控制慢性疾病的发病几率，提升整体健康水平。

活动现场，老年朋友们还带来了《中国梦》、《柔力球》、《赛粉朋友来相会》等精彩节目，博得了全场热烈的掌声和欢呼声。

梁学梅/文 曾靓/摄

2018年7月27日，《桂林晚报》"健康版"刊载：全民快步走，共筑健康梦

文化"处方"

到3—5小时，戴上墨镜，口含乌梅，不能带手机，不能和人讲话，越慢越好。第二个月患者就打来电话，告知月经完全恢复正常，第三个月顺利怀孕，还真是个女孩。如今女儿已经快六岁了，全家人幸福美满。

2012年11月30日，《桂林晚报》体育新闻以《长跑，真的要命》为题，报道过几起长跑猝死事件：上海东华大学外语学院本科三年级男生完成1000米体能测试后突然倒地身亡；广州马拉松两名年轻选手不幸晕厥死亡；北京马拉松30000人参赛，1037人受伤。最近又有网络新闻称，上海某著名媒体人因为赶地铁，走得太急，倒地猝死，酿成悲剧。类似的报道常常见诸报端，以至于很多大学、中学怕担责任，取消了长跑项目。其实，取消长跑和硬性规定长跑成绩都是不对的。人和人之间千差万别，是否参加长跑因人而异，什么时候跑、怎么跑、跑多远都有讲究。但是有一点可以肯定，到目前为止几乎没有见过或者听过打太极拳猝死、慢走猝死。其实，道理很简单，"静则神藏，躁则消亡"，快步走很容易你追我赶，急上加急，躁上加躁，《中庸》告诫我们，物极必反，任何事情都有个"度"，强调"中也者，天下之大本也；和也者，天下之达道也；致中和，天地位焉，万物育焉"。"中"就是平衡状态，就是自然状态，就是本来状态，就是最健康状态。

慢走退烧

发烧是日常生活中再平常不过的事，但是，很多人一发烧就想到上医院输液，以为好得快，殊不知，有时候有些简便的方法会比输液更安全更有效。

2015年的暑假我遇到一个小伙子，连续三天高烧39度，在医院的空调病房里打点滴，却始终退不了烧。他母亲找到我，想看看有什么好的退烧方法。我想，炎炎盛夏，室外温度达35度，住在空调病房里，空调本来就是冷的，点滴进入身体也是冷的。发烧本来是一种正常的机体生理反应，叫"寒者热之"。你受凉了，机体就通过发烧来驱逐寒邪，住在医院里，点滴和空调就会使得它雪上加霜。

　　我给了他一个小小的建议：慢走退烧。早晚到公园里散步两个小时以上。公园里有阳光，空气很好，很温暖，身体也会暖和，心情也是放松的。医院的冷就被公园的暖给平衡了。病人按照我的叮嘱放慢速度散步两个小时，第二天情况有所好转，两天之后完全退烧，饮食、睡眠、体力都开始恢复正常。

　　这个案例说明一个道理：一直发烧就是机体散热系统发生障碍，人的毛孔就是一个自动的散热通道，住在空调房里，人为地把气温调得很低，散热的毛孔就难以打开。反之，在公园里温暖的阳光下放松散步，有利于打开病人散热的通道继而散热退烧，这是非常科学的。一般情况下，我都建议病人不用急于打退烧针和抗生素。在室外阳光下，找个避风的地方放松、含乌梅散步，全身的散热系统会自动打开，而且，散步所产生的阳气会随着运动均匀地分布全身，有抵御寒邪的作用。对于低烧患者来说，这样的退烧既安全又简便有效，还没有副作用。

　　2017年，我们学校的一个中年老师感冒，症状是反复咳嗽、低烧流鼻涕、喉咙疼痛、失眠，她本人认为泡脚是可以治疗感冒的，于是每天睡觉前用热水泡脚半小时，结果一个星期过去了，感冒反而加重了。她百思不得其解，咨询于我。我给她看了舌苔、号了脉之后，非常认真地告诉她，泡脚不一定适合每一个人，有些人泡脚会起反作用，特别是一贯有肾阳虚的人，手脚冰凉其实是机体的一种自我保护性措施，其目的是保障人体重要器官，比如心、脑、肝、肾的血液供应。这种人手脚冰凉的最好解决办法就是走路，制造阳气，动则生阳。嘴里含一颗乌梅，放松、慢走，早上两个小时，下午两个小时。她非常相信我的话，第二天照做了。当天走完之后就觉得浑身很舒服，第二天手脚就热乎乎的了，到了第三天感冒就基本好了。

为什么呢？其实，道理很简单，睡觉前泡脚，就是单纯地把阳气调到脚上来，脚暖和了，有利于睡眠，对于体质好的人当然是有好处的。但是，对于阳虚体质的人，比如上面的这位患者，舌头很小，颜色苍白，脉象细小、沉、弱，一旦睡觉前泡脚，阳气外出，势必导致肾阳更低，从而失眠（阳入阴则眠），最终免疫力下降，感冒迁延不愈。为什么走路是比较好的呢？因为走路是一种全身运动，动则生阳，尤其是慢走，不出汗，不消耗阳气，缓慢、放松走路是有氧运动，是一个积蓄阳气的过程，有利于慢性病的康复。泡脚则是一种局部治疗，不能产生阳气，只能消耗阳气，对于体质虚弱的患者不一定适合，即使一定要泡脚，也应该选择温度偏低或者缓慢加温的方式，循序渐进，不应该太热或者加温太快。

因此，放松慢走更适合手脚冰凉的体弱患者。

点评：

当今是一个高速度、高压力、快节奏时代，到处是快餐店，处处可见快递员，出行有高速公路和动车、飞机，通讯有 4G、5G 手机网络，很多人不知不觉患上了"快速、紧张综合征"，怎么也慢不下来。

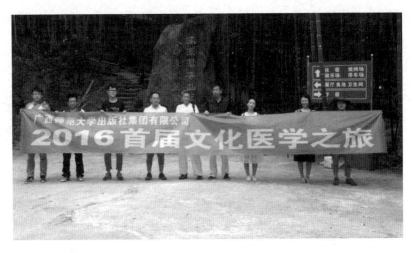

2016 首届文化医学之旅，漓江源头猫儿山

我国短跑名将刘翔，人称"翔飞人"，跟腱两次撕脱、断裂。为什么会断裂？现代医学的解释是"应力性拉伤"，中医的解释是"久行伤筋"。他的跟腱断裂确实是因为过度紧张造成的，"静则神藏，躁则消亡"，过度紧张会造成阴阳分离。很多现代竞技体育运动项目，一旦超过运动者本身的承受能力（心理和生理），久而久之，就会出问题。

运动和活动是一样的吗？肯定不一样，从文化医学的角度讲，活动比运动更具有深刻的医疗内涵，奥秘就在"活"字，它与"动"组合在一起，就约束了"动"，所谓舌边有水则活。竞技性的体育运动往往都是口干舌燥的，因此，竞技性的体育运动不能叫"活动"，只能叫"干动"。什么样的运动才能叫"活动"呢？比如，放松散步、太极、气功、禅步、瑜伽、八段锦、华佗五禽戏等等，在这些放松运动中，唾液会自动分泌，整个运动过程中都会源源不断的有唾液分泌，没有口干舌燥的感觉。

在所有疾病中，慢性非传染性疾病占 86%，慢性病的康复离不开运动。那么，到底是慢走好，还是快走好呢？这就需要辨证施治。急则上火（虚阳外越）、慢则下安（引火归元），对于今天的许多慢性虚弱性疾病患者（免疫力低下者），我还是建议慢走为好，即便要快走，也应该循序渐进，做好充分的放松准备再逐渐加快，千万不可急功近利。

2016 年暑期，我与广西师范大学出版社集团总裁姜革文及部分员工在漓江源头猫儿山举办了为期一周的"2016 首届文化医学之旅"，其间专门讲解并示范了"禅步"：闭目如猫行，运劲如抽丝；左右交叉，上下交泰；阴阳互换，阳动阴随；念念知足，踏石留印；往复折叠，禅意绵绵。禅步最核心的文化医学理念就是"放下、安住"，造就一个泰卦的格局，把念头下沉到涌泉穴位，慢、松、沉、静，落地生根，踏石留印，归根复命。每天坚持练习半小时，可以安神定志，使气血周流，非常适合今天的慢性病患者或者急性子修炼。

　　《易经》开篇即讲"生生之谓易"。就我的理解，这里包含了一种母子关系，以子承老。第一个"生"是父母，第二个"生"是子女，母与子就是"生生"，一脉相承。母子相连，母子相随，母子相依，母子一体，故而，母亲的病可以从孩子治，孩子的病可以从母亲入手治。尤其是在三岁之前，母子之间的关系是相辅相成的，相互影响，相互促进，相互呵护，母子相"医"！

案例一：从"一尸两命"到母子平安

2014 年春节，患有膜性肾病的勾明华意外怀孕了，同时伴随全身水肿，非常严重。2013 年，勾明华经桂林市人民医院确诊为膜性肾病，当时她的尿蛋白是每天 5.16 克。2014 年春节，怀孕不到一个月的时候，她的尿蛋白每天达到 12.56 克——这个量超出正常人很多倍，正常人是 0.02 克。医生说，膜性肾病患者本来就不能怀孕，你却偏偏怀孕了，现在这种状况随时都可能会造成肾衰竭、尿毒症。医生非常严肃地建议她第二天必须赶快做人流手术，否则，结果将会是一尸两命。

勾明华一直梦想着能当妈妈，完成一个女人这辈子最大的愿望，现在终于有机会了，病魔却要扼杀她这个愿望，勾明华心里特别不甘。她的一个朋友曾经参加过我的一些公益活动，这时候向勾明华建议找我诊治。第一次见面的时候，她向我简单介绍了她的情况，我非常严肃、认真地告诉她："如果你真的想要这个孩子，请你明天跟你丈夫一起来我们学校找我。"第二天，勾明华两口子早早地来到了桂林医学院大门口等我，见了面之后，我们在科教楼后面的桂花树下聊了两个多小时。我充分了解了她的情况后，给她开了一副文化"处方"：

每天对肚子里的孩子说三句话：

① 宝宝真乖，妈妈爱你；

② 孩子别怕，有妈妈在；

③ 孩子，你真棒！

同时我还特别交代勾明华，要学会与人为善，替人着想，不要轻易使性子；饮食清淡，坚持早晚在公园放松散步，坚持锻炼，尽量少看电视，少玩手机，早睡早起。

这个文化"处方"伴随着勾明华的十月怀胎，没有出现什么大问题，虽然也有过一些小波折，但在这个文化"处方"的"治疗"下，都能化险为夷，直到分娩。更令人惊讶的是，勾明华生完孩子后做了一次全面检查，所有膜性肾病指标完全正常，母子平安。医生大惑不解！

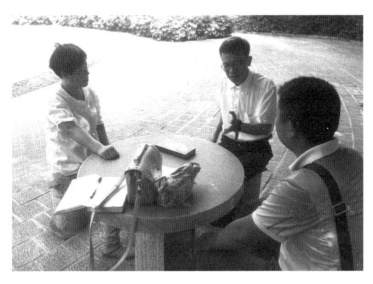

整个怀孕期间，勾明华两口子经常找骆老师"话疗"

点评：

第一，宝宝真乖，妈妈爱你。

我交代勾明华，回去之后，常常用手摸一摸肚子，真诚地对孩子说："宝宝真乖，妈妈爱你！"这个"处方"可以反复用，天天用，随时随地用。勾明华当时一看这个"处方"就哭了，内心深处感到深深的内疚和庆幸。母亲和孩子之间有着天然的亲爱，人流手术就是变相"杀人"，勾明华非常庆幸，如果不是因为感冒，勾明华差一点就亲手杀掉了自己的孩子。虎毒还不食子，何况人呢？这句话的医疗作用是让勾明华彻底打消不要孩子的念头，并由此生发出最深沉的母爱，这种母爱的力量足以克服一切困难，抵御任何疾病，如同阳光一般，驱散心头的阴霾，瞬间温暖腹中的胎儿，这是生命的动力源泉。

第二，孩子别怕，有妈妈在。

我特别嘱咐勾明华，怀孕期间如果遇到腹胀、腹痛甚至见红，不要惊慌，赶快对孩子说："孩子别怕，有妈妈在。"这是一味"急救药"！我当时考虑到勾明华是个体质弱（肾阳虚）的人，又患有膜性肾病，又怀孕，性子急躁，这十月怀胎肯定是十分艰难的，难免经常会因为情绪波动影响腹中胎儿，继而引发肚子疼，严重的时候可能会见红，这是意料之中的事。果然，"孩子别怕，有妈妈在"这个"处方"百试百灵，每一次遇到肚子不舒服，勾明华都会虔诚地对孩子说"孩子别怕，有妈妈在"，几乎瞬间腹痛就缓解。妙不可言，真不可思议。

为什么还没有出生的孩子就能听懂妈妈的话呢？道理很简单，母子相连，母子相医，母亲的起心动念时刻影响着孩子，孩子也能时刻领悟到妈妈的心思。我们今天提出的《"健康中国 2030"规划纲要》是要覆盖生命的整个周期，也就是说从受精卵、胚胎开始，我们的健康意识要尽可能地前移。勾明华很幸运，这句话伴随着她十月怀胎，最后平安地顺产。

第三，孩子，你真棒！

万物生长靠太阳，这是亘古不变的真理。生命需要阳光，孩子需要妈妈的夸奖。母亲的善言善语将会如同阳光一般滋润着孩子的心田。我非常认真地对勾明华说："每一个孩子都是'夸大'的，你一定要树立'赏识教育'的理念，养成习惯，把'孩子，你真棒'这句话时刻挂在嘴边，尤其是在人多的场合夸奖孩子，效果会更好。"后来证实，勾明华在整个怀孕期间，每次夸奖孩子以后都获得一种轻松愉快、浑身暖融融的感觉。很多人表示怀疑，胎儿怎么能听懂妈妈的话呢？夸奖胎儿妈妈又怎么能获得轻松愉快的感觉呢？《孟子》："爱人者，人恒爱之。"其实，真诚地赞美人就是给自己充电，自己给自己开"补药"。

这就是勾明华母子平安且治愈膜性肾病的"三个秘方"！

2014 年 11 月 12 日，勾明华在桂林市博爱医院妇产科顺利分娩，女儿 2.15 千克，发育正常，母子平安，女儿出生时得了满分，第二天出院。出院前，医生不放心，建议勾明华做一次膜性肾病的相关检查，结果显示各项指标均正常，原有的膜性肾病彻底治愈，全家人皆大欢喜！

如今，勾明华的女儿唐誉僮已经 4 岁多了，健康活泼。

很多人可能会问，为什么怀孕能够治愈勾明华的肾病呢？而之前的妇产科专家为什么断定膜性肾病患者怀孕的最终结果将会是"一

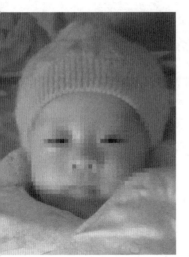
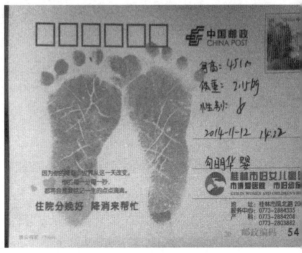

勾明华女儿 2014 年 11 月 12 日出生，很健康

尸两命"呢？这就是"科技医学"与"文化医学"的差距。从科技医学的角度讲，医生断定勾明华不能怀孕，怀孕的最终结果只有"一尸两命"是有科学根据的。但是，他们忽略了文化医学的巨大作用，忽略了人是"心物一体"的有情生命，忽略了"心"的力量远远大过"物"的力量。"以文化心，借心化病"，母爱一旦启动，如同太阳从东海升起，瞬间照亮环宇。文化"处方"有着不可思议的神奇力量！

下面是勾明华的感言：

首先我要感谢我的救命恩人、恩师，像父亲一样一直鼓励我、教导我的骆老师，谢谢您让我拥有了健康的身体和活泼的孩子。谢谢您！

我是 1987 年出生的内蒙古通辽人，发病时有着一份稳定的工作，丈夫也很爱我，虽不是大富大贵，却过着平淡而幸福的生活。可是天不遂人愿，我在大学毕业不到两年的时间就查出了患有肾病。我记得很清楚，那是在 2013 年 3 月 8 日的中午，我突然发现下肢水肿，于是去医院做了个检查，医生给的答案就是尿蛋白三个"+"，怀疑是肾病综合征，就建议我住院做肾穿（细胞学检查）确诊病因。

医生给我做了一系列的例行检查后，马上安排我做了肾穿手术。等待检查结果的一周时间里，真可谓是身心疲惫、惶恐不安、备受煎熬。虽然刚入院时身体除了下肢浮肿以外并无任何不适，但就在

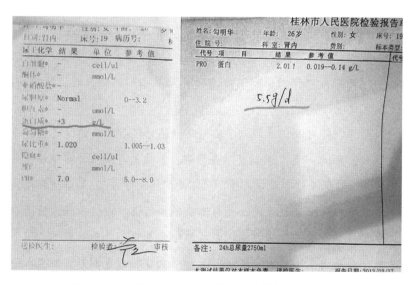

这是勾明华入院时做的尿常规（左）和 24 小时尿蛋白定量（右）

这短短的几天住院期间里，我体验了一回"地狱之旅"。首先，是隔壁床的阿姨因为肾病综合征，慢慢演变成了尿毒症，开始了几十年如一日的透析生涯。身心痛苦不说，还把本来很富裕的家庭拖累得一贫如洗了。其次，是同病房和我同龄的女孩因为一年前查出肾病综合征（她当时尿蛋白才两个"+"），一直服用激素，导致一个肾已经萎缩，病情也加重了。再就是亲眼见证了隔壁病房癌症患者的离世……

就这样每天听着医生一遍又一遍地陈述病情的严重后果：不能劳累，不能怀孕，不可治愈，必须长期服用昂贵的激素……听着身边朋友不断举着诸多因肾病离世的年轻朋友的例子；住在弥漫着痛苦、无奈、恐惧、焦躁、死气沉沉的病房里。每次想到高昂的治疗费用和没有高质量生活的人生路，我不由得开始想象自己悄无声息地离开人世的种种场景，诚惶诚恐。我曾经几度想过悄悄地离开爱人和父母独自承担一切，甚至有过轻生的念头。我原本是一个非常健谈的女孩，住院后就变得沉默寡言，喜怒无常，经常故意跟爱人、婆婆闹别扭，把他们关心的话语理解成是他们在嫌弃我、埋怨我，无缘无故地发脾气。

后来机缘巧合，我找到了骆老师，骆老师看了我的情况也没多说什么，只说："你今天状态不是很好，你改天再来吧，我先给你开个方子，你的病情不是很严重，你不要想得太复杂了。"就这样简简单单、轻轻松松地说了这么几句不痛不痒的话。我当时想，医生都说成那样了，你还说不严重，是不想给我看呢，是看不了呢，还是其他什么原因呢？骆老师当时就说："你回家什么也别想，口里含一颗乌梅，去公园放松散步就好了，下次叫上你爱人一起来。"临走时

南宁金域医学检验所
Nan Ning KINGMED CENTER FOR CLINICAL LABORATORY

△ 金域
KINGMED

肾活检病理检查报告书

标本条码:	1200579835	医　院:	桂林市人民医院	病理号:	KB1303169
病人姓名:	勾明华	科　室:	肾内	门诊/住院号252275	
性　别:	女	房/床号:	19床	申请医生:	1152张希
年　龄:	26 岁	接收日期:	2013-03-21 23:46:40	医生电话:	0773-2582857
项目名称:	常规肾脏病理检查			患者电话:	
送检材料:	右肾下极组织				
临床诊断:	蛋白尿查因				

大体描述:

送检灰白色条索样组织一条, 长约1.0cm, 另见电镜、荧光标本各一份。

光镜描述

送检肾穿刺组织常规做HE、PAS、PASM、Masson染色, 主要为肾髓质, 仅见3个肾小球, 未见肾小球球性硬化及节段性硬化。
肾小球系膜细胞和基质轻度增生, 毛细血管襻开放, 外观显僵硬, 基底膜增厚, 可见少量钉突样结构。上皮下可见嗜复红蛋白沉积, 未见纤维蛋白坏死, 未见白金耳样结构, 壁层上皮细胞无增生, 未见新月体形成。
肾小管上皮细胞空泡及颗粒变性, 无明显萎缩, 肾间质无明显炎症细胞浸润及纤维化, 小动脉管壁无明显病变。

免疫荧光: 肾小球数 15个
抗体种类:

IgG: +++	IgM: +	IgA: +	C3: ++	C1q: 阴性

沉积部位: 弥漫、球性、毛细血管襻
沉积方式: 细颗粒状

病理诊断:

符合Ⅰ-Ⅱ期膜性肾病, 待电镜进一步检查。

报告医师:

勾明华肾穿检查结果

骆老师还说："病虽然是在你一个人身上，但不是一个人的原因导致的，夫妻、家庭、环境、脾气都有很大影响的，所以要两个人一起来。"我当时就想：这有没有用啊？但是又没有办法，因为他不收费呀！过了几天我又联系骆老师，骆老师不是马上把脉治病，而是跟我们聊一些貌似跟我的病情不相关的话题。骆老师的话特别有力量，我们从愁眉苦脸瞬间变得喜笑颜开，身体感觉到从未有过的轻松。然后他才说："这个病虽然目前从医学上来讲是一个很复杂、很纠结的病，但只要有信心，是可以彻底治愈的。"他还告诉我，他们有一个"相约星期六"癌症群众组织，那里有锻炼的老师，让我去跟他们一起学习，对病情会有帮助。我当时没有别的地方可去，所以还是每天都坚持去公园锻炼。公园里的"老癌们"每天都非常开心，精神抖擞，如果他们不说，没有人会想到他们都是患有各种癌症的重病号。在他们的感染下，第一天我的心情就特别好，就这样我坚持去了一个月，一个月之后去医院检查，以前是三个"+"的尿蛋白，后来就变成两个"+"了，水肿也消退了，我非常开心。

我当时就开始怀疑医生的诊断了，觉得不应该轻信医生的话。然后我就像没事人一样，该上班就上班，该吃就吃，该喝就喝。慢慢地去公园的次数也越来越少了，在我自己看来，身体并没有特别的变化，似乎好了伤疤忘了疼。

可是好景不长，2014年春节我意外怀孕了，全身突然间开始水肿，包括脸、眼睛、手脚水肿非常严重，我最初病发的时候只是下肢水肿，现在全身水肿，我非常害怕，又去医院做了一个全身检查。2013年查出来尿蛋白是5.5克/天，2014年我怀孕一个多月的时候就达到了12.56克/天，这个数据超出正常人600多倍。医生

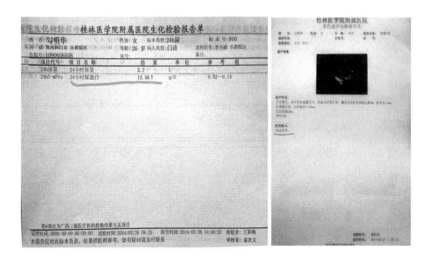

勾明华怀孕初期的 24 小时尿蛋白定量和 B 超单

说："肾病患者本来就不能怀孕，你还敢怀孕？现在这种状况随时都可能造成尿毒症，明天必须赶快做人流手术，如果坚持要保胎的话，结果只能是'一尸两命'。谁也不敢给你做任何保证，唯一有一线生机的就是明天立刻做人流，拖一天病情就会更严重。"听到医生的话我心如刀割，好不容易怀孕了，但突然之间又有失去两条性命的可能，我惶恐不安，不知所措。由于整晚失眠，第二天就感冒了。医生说感冒了就不能做人流。我当时特别高兴，心想：多亏感冒了！接下来我就到处打电话咨询专家，我心想哪怕有一个医生告诉我说可以怀孕，哪怕有一线希望我都会非常高兴，我都愿意不远万里去寻求良方。但是，直到晚上十点多钟，也没有一个人支持我保胎，所有的专家都建议我立刻做人流。这时，我心里一亮，突然想起了骆老师。因为从 2013 年到 2014 年这段时间，我跟骆老师接触非常少，那时候还不是特别信任他，始终觉得他没有那么大的本事，更不相信什么"文化治病"这一说。我一直认为那都是迷信，只有庸医才会那样说。后来也实在是没有别的办法了，我就跟骆老师简单地介绍了一些我的情况。他就问我："你想要这个孩子吗？"我说："想，非常想！只要能保住我的孩子，让我生下来看一眼，死了我也愿意！"桂林的甚至全国各地的肾病专家的电话我都打遍了，没有一个人支持我，也没有一个人让我看到哪怕是一点点的希望。但是，骆老师却非常稳重地说："如果你真的想要这个孩子，那我就告诉你，不但可以保住这个孩子，还可以保住你的性命。"语气非常肯定，非常有正能量，我当时就哭了，讲不出话来，一直问是不是真的。他说："真的，但是这个关键在你，不在我。如果你真的想要这个孩子的话，明天你跟你爱人来我们学校找我，太晚了你们也好好休息。"挂了电话我就把骆老师的话原原本本地告诉了我爱人，他也特别高兴，我们俩几乎是一个晚上都没有睡觉。第二天早早地我们就等着去见骆老师。见了面之后，骆老师还是非常认真重复地问我们那句话："你们俩是真的想要这个孩子吗？真想要保住这个孩子吗？"我们俩当时就异口同

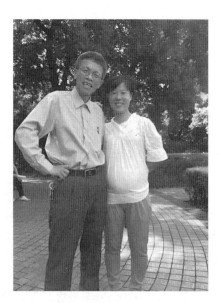

骆老师和孕期的勾明华合影

　　　　文化"处方"

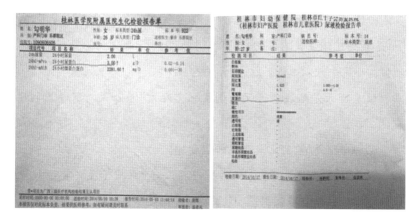

勾明华怀孕 3 个月时 24 小时尿蛋白定量（左）和怀孕 9 个月时尿常规化验单（右）

桂林医学院附属医院生化检验报告单

姓 名：勾明华　　　　　　　　性 别：女　　标本类型：24h尿　　　标 本 号：957
科 别：疼痛科门诊 乐群院区　　年 龄：27 岁 病人类型：门诊　　　送检医生：林高翔 乐群院区
住院号：1090606506　　　　　　床 位：　　　　　　　　备 注：

项目代号	项目名称	结 果	单 位	参 考 值
24h尿量	24小时尿量	1.4	L	
24hU-mPro	24小时尿蛋白	0.56 ↑	g/D	0.02—0.14
24hU-mALB	24小时微量白蛋白	351.96 ↑	mg/D	0.001—30
24hU-BUN	24小时尿素氮	152.80 ↓	mmol/D	357—535
24hU-Cr	24小时尿肌酐	8.18 ↓	mmol/D	2.4—18
24hU-UA	24小时尿酸	7.60 ↑	mmol/D	2.4—6
24hU-GLU	24小时尿糖	0.29	mmol/D	
UmALB/UCr	尿微量白蛋白/尿肌酐	380.17 ↑	mg/g	1.1—11.3

勾明华产后 1 个月时 24 小时尿蛋白定量

声地回答说："是的，我们都非常想要这个孩子。"我爱人接着又说："但是我更想保住我爱人的命。"骆老师说："如果你们能坚定信念不动摇，那完全可以做到。"

骆老师只是给我们开了一副文化"处方"：每天对肚子里的宝宝说三句话。

第一句话是："宝宝真乖，妈妈爱你！"

骆老师说："回去以后，经常摸一摸肚子，对孩子说，宝宝真乖，妈妈爱你！孩子会很高兴。"我当时一听就哭了，心想，如果不是感冒，我的孩子就有可能被我亲手"杀"掉了，虎毒还不食子，我怎么能做人流亲手杀掉自己的孩子呢？真糊涂啊……

第二句话是："孩子别怕，有妈妈在！"

骆老师特别交代："一旦感觉肚子疼、不舒服，下腹坠胀，甚至见红都可以用这张'处方'！"我本身身体不是很好，宝宝可能发育不会超过二十周，流产这种情况也是可能会发生的，所以每一次肚子疼的时候我会很平静地跟宝宝说："孩子别怕，有妈妈在。"令人不可思议的是每一次当我说完这句话没过几秒钟，肚子立刻就不痛了，任何的痛感都没有了，身体也会非常舒服。不管是我在走路也好，练功也好，做家务也好，时时刻刻我都可以用这句话，非常管用，不得不佩服骆老师的先见之明！

第三句话是："孩子，你真棒！"

骆老师还说要经常表扬孩子："孩子你真棒！表扬孩子就像太阳一样让孩子茁壮成长。"此外还经常给宝宝听一些古典音乐、国学经典的录音。骆老师推荐的《弟子规》《三字经》《孝经》《朱子家训》，我都是从胎教开始就给宝宝听的，这些伴随了我整整一个孕期，我

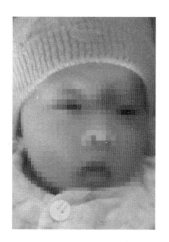

四个月时的童童

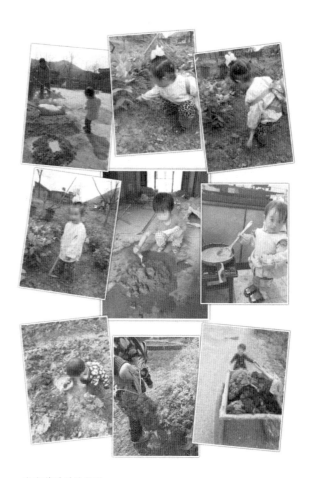

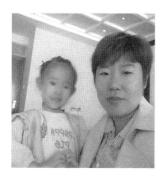

五岁时的童童

童童劳动时的场景

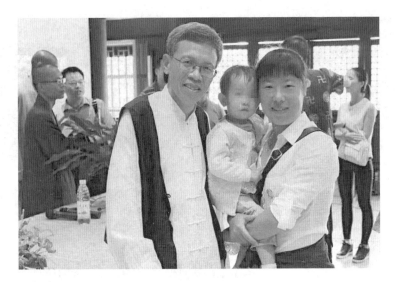

2016年国庆节，公益讲座结束后我和勾明华母女的合影

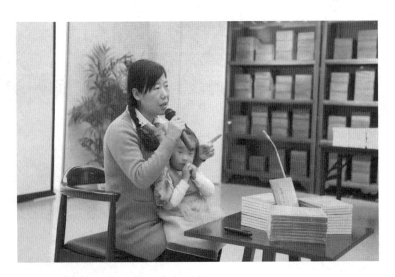

2018年元月6号，勾明华在北京涵芬楼分享

　　　　　　　　文化"处方"

的宝贝也是非常争气，没有出现任何的不良症状。当然，在整个孕期中，骆老师给我的帮助是非常大的。我性子急，脾气不好，容易动怒，自己还觉得自己挺好，没什么毛病。每次跟骆老师见面，他都会不遗余力地指出我身上的各种缺点，我才会认识到原来这也是问题，就试着去改。

我记得很清楚，那段时间如果有超过两个礼拜没有跟骆老师聊天的话，我就会觉得心里特别不安，一个是因为担心孩子，另一个是看谁都不顺眼，说不出来为什么。所以我每个星期都会去见骆老师，跟他一起去黑山植物园"话疗"1—2小时，如果哪个星期没有时间了，我也会电话跟他联系，在电话里沟通。最重要的是，我以前跟婆婆、大嫂关系也不是特别融洽，我当时总觉得是他们的问题。我就经常跟爱人发牢骚，有的时候也会顶撞婆婆。骆老师会慢慢地告诉我身上有哪些缺点，如果不改正，还是这样专门找别人的毛病，那对自己的病情是非常不利的。我慢慢地就在想：他们有什么好处呢？我自己有什么毛病呢？知行合一，功夫不负有心人，到现在我们的婆媳关系处理得非常融洽了。

我的孩子是顺产，并且是超过预产期三天才出生的，四斤三两，母子平安，孩子偏小。医生当时也建议我们，最好放保温箱几天，我们征求骆老师的意见后，第二天就果断出院了。更令人惊讶的是：产后我的膜性肾病检查各项指标完全正常，别提多高兴了！

在培养和教育孩子方面，骆老师也颇有心得，我在骆老师的指导下照顾起孩子来也是得心应手。孩子不但健康快乐、文明懂礼，也非常热爱劳动。

案例二：母慈子孝：反刍与反哺

反刍喂养

2007 年暑假，我接待了一位只有半岁左右的重症患儿。孩子患有先天性腭裂，一吃奶就呛咳，甚至喝水也呛咳，导致吸入性气管炎，最后演变成吸入性肺炎，反复咳嗽、发烧。尽管反复住院治疗，但效果不佳。养到半岁，孩子体重比出生时更低，最后发展到吃什么拉什么，每天腹泻二十几次，持续了一个多月。孩子非常虚弱，连哭都没有声音，极度营养不良，奄奄一息。

孩子的父母身体均很好，没有家族病和遗传病史，足月剖宫产，前两个月母乳喂养，因为腭裂，孩子吃奶很费力，就喝牛奶。但是由于妈妈急于求成，希望孩子多吃点，把奶嘴的洞开得太大，造成孩子一吃奶就呛咳，最终导致吸入性肺炎。我又看了孩子住院的病历和用药清单，大多数是一些抗生素和维生素，还有激素。仔细检查发现，孩子极度虚弱，呼吸急促，脸色苍白，目光惊恐，皮肤干燥，骨瘦如柴，重度营养不良。

我思考了很久，给这位母亲开了一副文化"处方"：反刍喂养。我说："你的孩子已经半岁多了，可以添加一些辅食了，但是，必须经过妈妈充分咀嚼后再喂给孩子，一来可以避免呛咳，二来帮助孩子消化吸收，三来可以根据需要选择一些高营养、易消化的食物，充分保障孩子的营养供给，提高孩子的免疫力。"

郭女士开始觉得很恶心，她认为反刍喂养既不卫生，又不科学。经过耐心解释和引导，郭女士出于母爱和对孩子那份天然的亲情，终于接纳了我的文化"处方"。第二天，开始试着将淮山、红枣、花生、米饭反复咀嚼，直到糊糊状才用手小心翼翼地抹到孩子嘴里，从少到多，循序渐进。结果惊讶地发现，孩子不但没有呛咳，反而吃得津津有味，第二天也不怎么腹泻了；三天以后，孩子的烧也退了，咳嗽也不知不觉好了；半年以后，孩子奇迹般地康复了，全家人皆大欢喜。后来，孩子2岁左右到上海做了腭裂修补手术，如今，孩子已经11岁，上小学4年级了，成为一个聪明伶俐、好学上进的小学生！

下面这个案例，可以从另一个侧面见证"反哺"的神奇医疗效果。

据《桂林晚报》报道，2010年12月1日上午9时许，江苏省沭阳县发生了一起车祸，张荣香被小轿车撞成重型颅脑损伤，成了植物人。住院三个多月，医生下了十多次病危通知书，第四个月，张荣香的肚子明显增大，大夫、家属惊恐万状，以为大限来临，结果一做B超发现，原来张荣香在遇车祸时已经怀孕，现在胎儿四个月了。大夫告诉家属，孩子肯定不能要，因为张荣香缺氧、昏迷了那么久，在抢救时用了那么多药物，做了那么多仪器检查，其中很多是放射性仪器。妇产科专家会诊也认为，张荣香不具备继续妊娠和生产能力，建议尽快做人流。

但是，要给一个植物人做人流也是十分危险的事情，搞不好两条

孕妇遇车祸成"植物人"奇迹生子
两岁儿子嚼食反哺妈妈

19日中秋节上午，在江苏沭阳县城东梦溪小区一期一栋楼房的五楼，躺在病床上的张荣香和2岁多的儿子天赐时而相视而笑，时而张开嘴巴含住儿子小手□物。见妈妈吃得困难，小天赐干脆把硬硬的小果子（当地一种油炸面食点心的名字）放在嘴里嚼碎，然后慢慢靠近妈妈张开的嘴，把嘴里的食物送到妈妈嘴里妈妈喂食雏燕一般，这样的场景着实令人动容。难能想到三年前一场车祸，让怀有身孕的张荣香曾一度处于深度昏迷状态，在丈夫和女儿的照料下，她不仅随子，更在幼子的呼唤中清醒过来，接连创造了生命的奇迹。

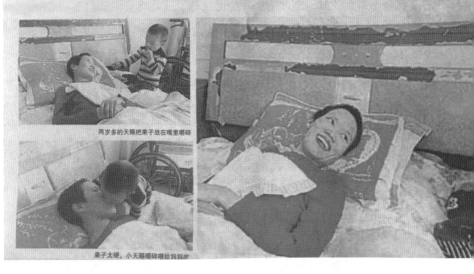

两岁多的天赐把果子放在嘴里嚼碎

果子太硬，小天赐嚼碎喂给妈妈吃

《桂林晚报》报道版面

文化"处方"

命都保不住，家属和医生都进退两难。最后，经过再三考虑，家属决定把张荣香带回家（一来患者违反交规负主要责任，二来家庭经济确实困难），自己护理，听天由命。回家后，张荣香的丈夫和大女儿对她照顾有加，每天定时翻身、擦澡、喂食、大小便，精心照顾，定期到医院产检。2011年7月22日，张荣香经剖腹产下一个2.8千克的男孩，取名天赐。

但生产后的张荣香仍然处于植物人状态。丈夫高德金每天都要数次把儿子抱到张荣香的床前，对着张荣香的耳朵说："我们有儿子了！""你醒过来吧，带孩子啦！""我们有儿子了，你不能整天这样睡觉！"随着小天赐一天天长大，他也经常到妈妈床前咿呀呼唤，大约一年后，高德金惊讶地发现，每当小天赐在妈妈床边咿呀咿呀喊叫的时候，张荣香的头部会微微地转动。又过了一段时间，张荣香紧闭的双眼竟然慢慢地睁开了，并且有了意识，全家人欣喜若狂。更令人惊喜的是，不到2岁的小天赐，每一次吃东西时，总是先在自己嘴里咀嚼，然后口对口将食物喂到妈妈嘴里，日复一日，张荣香在儿子精心呵护和反哺喂养下，身体奇迹般地逐渐康复了！

点评：

"反哺喂养"的文化医疗价值。首先，母爱可以唤醒妈妈强大的生命潜能，妈妈在咀嚼食物的过程中，通过牙齿的粉碎、舌头的搅拌、颊肌的混合并不断地注入唾液，使食物在妈妈口腔里充分融合，更重要的是妈妈在咀嚼过程中不断注入人世间最温暖的母爱，满满的正能量，大大促进了孩子的消化吸收，激发了孩子的生命潜能。母子相亲，母子相怜，母子相医，母爱伟大！

"反刍喂养"，绝大多数人认为不科学、不卫生。其实，大家有所不知，婴幼儿或者老年人没有牙齿，吃东西只能整吞，不利于消化吸收，经过妈妈的口腔咀嚼，一来可以将好几种食物粉碎、搅拌、混合，同时，不断地分泌唾液，进行初步消化甚至半消化。再者，妈妈在咀嚼的过程中，不断地与孩子进行情感交流，喜悦的心情溢于言表，母爱被激发，这样不但利于消化，更重要的是母子之间可进行信息传递。

　　对于张荣香而言，2岁儿子的唾液中所含有的生命信息和能量更是活力无限。你看，报道的照片中张荣香笑得多欢，儿子也很开心，此情此景，印证了古人讲的"百善孝为先"，"孝悌之至，通于神明，光于四海，无所不通"。也因此，植物人妈妈被儿子奇迹般地唤醒，这就是文化医学的强大力量。

案例三：哺乳的特殊医疗价值

2015 年暑假，家住桂林郊区大河乡的远房亲戚燕子，30 来岁，突然感冒发烧，恰好她又有一个 6 个月大的孩子还在吃奶。结果在医院打了三天点滴之后，医生告诉她不能喂奶了，因为打的点滴里有抗生素和激素。这个孩子三天没吃奶，自然很饿，哇哇哭闹。妈妈则心急火燎，"急则上火"，最后，感冒没有彻底治好，又引发了右侧乳房红、肿、热、痛，还发高烧。医生告诉她是感冒引起的急性化脓性乳腺炎，必须马上转外科病房住院手术，切开乳房排脓，解除乳房的压力。听到这个消息，患者几乎要崩溃了，一边是孩子嗷嗷待哺，一边是高烧加乳房胀痛难忍，全家人陷入了恐慌，急得团团转。

那天晚上 9 点半了，燕子打电话向我救助。我了解到小孩正在吃奶，做妈妈的这边乳房的压力很高，又发高烧。我心里一亮，当即就告诉她："我可以给你开一服中药，这个药既可以退烧又可以止痛，但是有个前提，你必须立即喂奶，否则乳汁不排空，药物进不去。"燕子一听，当天晚上就迫不及待给孩子吃奶，很快乳房被饥饿难耐的孩子吸空了，压力即刻解除，高烧当晚逐渐退却，整个晚上相安无事，一觉睡到大天亮。第二天再配合中药调理，这个急性化脓性乳腺炎就这样因为孩子吃奶加上内服中药，最后治愈了，还保住了一个乳房，免除了开刀的痛苦。

下面这个案例则更能说明问题。

2009年寒假，来自南宁的35岁高龄产妇张女士找我咨询：剖腹产后大约一个月，并发了急性乳腺炎，两个乳房红、肿、热、痛，反复发作，手术切开排脓、穿刺抽脓、理疗、热敷、打点滴，"十八般武艺"全部用完了，断断续续，就是不能治愈，由急性转为慢性，反复流脓、低烧，吃睡不安，非常痛苦。就诊时她的孩子已经半岁了，医生建议切除乳房，以便根治。患者非常不愿意手术，但是又没有别的办法，于是，求诊于我。深入聊天两个小时后，我给这位妈妈开了一副文化"处方"：

① 立即恢复哺乳，少吃多餐，两侧乳房轮流清空；

② 早睡早起，不玩手机，不上网；

③ 每天早晚散步三小时以上；

④ 把注意力从乳房转到孩子身上；

⑤ 每天读经一小时。

同时，我还给患者开了一剂通阳、敛汗的"龙牡桂枝汤"，并特别叮嘱：如果前面的文化"处方"做不到，吃药无益。患者求治心切，愿意遵照执行。一周以后患者打来电话，症状明显减轻，半个月以后，低烧退了，乳房开始变软，一个月以后基本治愈，保住了两个乳房。孩子吃奶一直吃到一岁半，母子安然无恙。

点评：

上述这两个故事的最大疑问在于：乳房都化脓感染了，孩子还

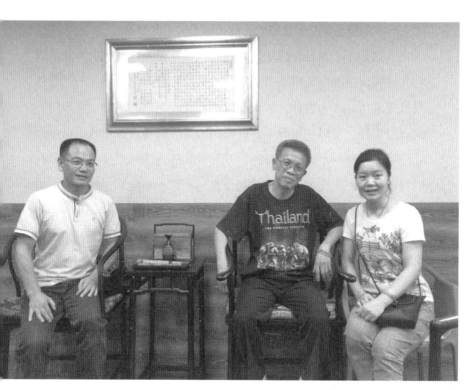

2018 年春节，张女士回桂林看望我。左起蒋文明、骆降喜、张女士

能吃吗？如果孩子吃了化脓的乳汁，会不会引起感染？

大家静下心来仔细想想，急性或者慢性化脓性乳腺炎不就是因为乳汁残留加上细菌感染引起的吗？这个时候，治疗最大的问题就是赶快减压，疏通乳汁，清理残留的乳汁。当然，减压、清理的方式有很多种，可以快速开刀，可以用人工吸奶器机械刺激，也可以让孩子吃，哪一个方法最好呢？开刀带来的一系列副作用往往是我们难以想象的，比如：孩子吃奶怎么办？孩子不吃奶，妈妈的心情能好吗？乳房开了刀，乳汁外漏怎么办？伤口能愈合吗？……其实，让孩子吃奶是最简单、最安全的方法，大家不必担心。孩子越小，肠道的高选择性和免疫力越高。妈妈在哺乳时一定是一心向善，哪一个妈妈不希望自己的孩子健康成长？两个善念合在一起，足以抵御这些外源性的细菌、病毒，"君子求诸己，小人求诸人"，母慈子孝，则"正气存内，邪不可干"。退一万步，即使细菌量大、毒高，孩子也顶多拉一两次肚子而已，不会有太大的伤害，因为孩子没有我执，"心不住法，道即通流"，何况是自己的母亲。

（编者按：此两个案例仅是个案，不具有普遍性质，仅供读者参考，读者须根据自己的实际情况判断。）

　文化"处方"

案例四：妈妈走路治好了孩子的便秘

今天的小儿科，大多数医生遇到孩子便秘，通常都会告诉家长，让孩子吃点芭蕉、梨、红薯，吃点泻药，或者在肛门处放点肥皂、开塞露之类，严重的还可以灌肠。结果，由于条件反射，孩子越来越害怕大便，甚至见到医生和护士就恐惧，不愿意去医院。到最后越是紧张，肛门越收缩，便秘越严重，恶性循环，最终，医生、家属束手无策。有些孩子由此引发了巨结肠，被推向了手术室，非常可怜，又非常冤枉。

最近，我们学校护理学院的阳萍老师，也是一位年轻的妈妈，找到我咨询孩子的便秘问题。她的孩子快 8 个月了，最近 2 个月出现了很严重的便秘，尤其是近一个月几乎是每周才大便一次，而且还得大人帮忙，往肛门里塞肥皂或者开塞露才排大便，孩子每次排便都很痛苦，哭闹不休，一家人被折腾得不行了，医院的大夫也没有办法。仔细询问，阳老师是我们学校护理学院的学生辅导员，日常工作比较繁杂，压力也比较大，事情总是做不完，晚上还熬夜加班加点，根本就没有时间锻炼，上下班开车，也几乎没有走路的时间，身心疲惫。但是，孩子主要吃妈妈的奶，没有添加太多的辅食。了解到这些情况后，我判断孩子的便秘与妈妈有关，于是给她开了一副文化"处方"：

　　① 每天早晚放松散步一小时；

　　② 早睡早起，少玩手机。

　　她半信半疑，开始并没有把我的"处方"当一回事。第二天晚上我给阳老师打电话回访，才知道她并没有将我的吩咐付诸行动。我很认真地告诉她，妈妈和孩子之间有着先天的亲密关系，你不走路，孩子就遭罪。她见我说得严肃，又碍于同事的面子，于是从第三天开始，每天下午下班回家后在院子里放松散步一小时（不带手机），三天以后打来电话告诉我，奇迹出现了，孩子自行排便了，隔天一次。妈妈尝到了甜头，自觉早晚各走路一小时。结果，孩子每天都有大便。

　　下面是阳老师写给我的感言：

神奇的慢步法，解决了我家宝宝的便秘

　　我是一个新手妈妈，最近我和宝宝的大便都不太正常，宝宝便秘更是明显，5—7天一次。在骆老师的建议下，我每天早、晚慢走一小时，这让我和我的孩子成为最大的受益者。

　　我的宝宝在他6个多月大时开始出现多天解一次大便的情况，当时我们以为是添加辅食的不适应造成的，不断调整辅食，情况也没得到好转。听朋友介绍得知我家孩子的情况属于便秘，一周一次大便，这已经是比较严重的便秘了。婆婆常说："人要无病，肠要干净！"肠道的干净程度与健康程度息息相关。吃母乳的孩子出现这类情况，说明妈妈和孩子脾胃肠道功能不太好，肠道菌群失衡了，亟须补充益生菌。在着急慌乱的情况下，我选择相信网络和朋友的

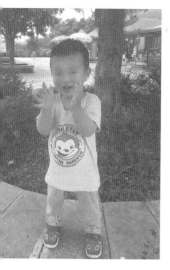
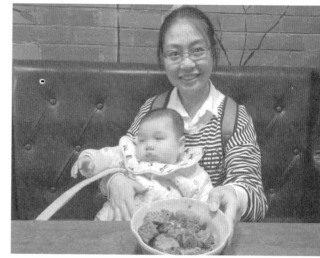

阳老师的儿子2岁，活泼可爱　　阳萍与半岁的儿子合影

建议，给孩子每天服用某牌的益生菌，从每天一袋增加到每天三袋，甚至还用了开塞露。看着宝宝受罪，听着宝宝的哭泣，我心如刀绞。孩子的便秘情况还是没有变化，内心无比焦急的我们，曾一度想放弃这种方法，又担心是不是服用时间不够，硬着头皮坚持了下来，一个多月后只是稍微有些改善。一次偶然的际遇，我认识了骆老师，在与骆老师的攀谈中，提到了这件让我们头疼而又无法解决的难事。他通过号脉，判断我体内湿气比较重，心理压力大，建议我每天早晚用尽可能慢的步子走一个小时，脑子里要抛弃一切杂念，放空自己，慢走不仅让自己的身体得到调理，孩子的问题也会迎刃而解。开始我不相信，骆老师可能也猜到了，晚上给我打了电话，第二天我就在回家的路上用骆老师的慢步方法，坚持走了半个多小时，速

度就是一般的慢走，在这将近一小时的时间里我没有看过一眼手机，照他说的，心缓、步伐缓、放松走，原以为会让疲惫的身心更加疲惫，可是身体的感觉告诉我，虽然有点累，腿有点酸，但并不像想象中那样有疲惫的感觉，却有种好像甩掉了好多包袱，且异常轻松的感觉。

第二天的上午早餐后，孩子自己玩耍时，空气中隐约地飘来阵阵的臭味，传来了一股大便的味道，宝宝在不知不觉中就轻松地排便了。通过半个多小时运动，就这么有效果，轻轻松松解大便，太不可思议了！当时就觉得真是神了，骆老师准确探出了我的状态，佩服佩服！

有了这次的经历，我坚持运动的恒心有了，由晚上半个小时的慢走增加到一个小时，慢慢地走，一个小时下来，有种莫名的舒缓和放松，身心的释放和解脱，压在心里的好多事情也好像没有分量了。边慢走边甩甩胳膊，也让肩周的酸麻有一些缓解。孩子的大便由 5 天到 7 天一次改变为 3 天一次，再到 2 天左右一次。感恩骆老师的神奇妙方，解决了我家最大的麻烦，让我们如释重负。

家人们见证了慢步后我和孩子的变化，为了让我坚持锻炼，都抢着干家务，这份心疼和支持使我更加坚定。以前的我对散步是有误解的，尤其是以慢速散步，我总以为那是老头、老太太没事干才做的，我们年轻人的运动就是让筋骨充分地活动起来，就能达到强身健体的效果。让我没想到的是慢速散步是件快乐的事情，尤其是欣赏路途中的风景，更是一种享受，散步去除浮躁，重拾惬意。频繁的加班，做不完的工作，手机无时无刻不是在线状态，让自己缺少一份宁静，可能是节奏太快，压力很多，慢下来以后带给我身体的释放和心灵的超脱。在上下班时，能走路我就不坐车，时刻告诫自己，戒骄戒躁，让自己的心不要这么烦躁、浮躁。这一个多月来，虽然不能每天坚持散步，但是每次运动后不好的状态都会有改善，事情多起来的时候，也没有像以前那样着急上火，甚至失眠。

由衷地感谢骆老师让我找到了释放压力、调理身体的有效方法，我和孩子都深深受益。我也会把散步的习惯坚持下去，用心体会散步的神奇效果，并推广给身边的朋友。

桂林医学院护理学院老师阳萍

2018 年 6 月 1 日

点评：

妈妈走路，儿子排便，风马牛不相及，然而，从文化医学的角度看，浅显易懂。妈妈工作压力大，上下班开车，办公室守望着电脑，回家不离手机，长期焦躁不安，神不守舍，阳气大量耗散，导致乳汁寒凉，最终导致孩子"里寒"，"脏寒则生满病"，于是肠蠕动无力、便秘。妈妈觉悟以后，放下手机，离开办公室，离开汽车，闭目慢走，则阳气潜藏，"静则神藏，躁则消亡"，妈妈的阳气越来越高，妈妈的乳汁由寒凉变为温热，孩子的里寒逐渐被里热替代，肠蠕动加快，自然排便。

案例五：婆媳怄气，母寒子黄

2016 年春节回老家过年，我的一个堂弟抱着一个刚满月不久的新生儿来找我。这个孩子当时 43 天，黄疸很严重，医生要求住院治疗。孩子是顺产，刚生下来的时候睡眠、饮食都很好，到满月了反而黄疸加重，这是不符合常理的。我猜想黄疸应该是与母亲有关。通过仔细询问才知道，孩子的母亲认为水果营养好，维生素高，容易消化，对孩子智力发育有好处，于是在春节期间吃了很多生冷水果。之后母亲的大便总是烂的，腹部隐隐胀痛，很不舒服，晚上睡眠不好，手脚怕冷，精神萎靡不振。同时，她与婆婆相处不好，互相怄气。我初步判断这位母亲是典型的寒食加气瘀导致的里寒症和肝气不舒，孩子黄疸的原因就是吃了不健康的母乳后中焦不通、肝气郁结、肝胆不畅。于是，我给她开了一副"附子理中汤化裁"，并非常严肃地告诉她：

①服药的同时必须每天给婆婆讲一句好话；

②真诚地感恩婆婆为你做的一切；

③一定要戒掉生冷的东西，水果可以煮熟吃；

④每天必须有体力劳动，可以下地干活，也可以背着孩子出去走走。

这个媳妇很有悟性，听懂了我的意思，第二天她就照做了。婆婆当然非常开心，很快婆媳关系好转融洽。一家人和谐相处，再加上体力劳动、心情舒畅和药物调理，一周以后，孩子的黄疸已经十去八九，半个月后黄疸完全消失。由此再一次证明，生病是最好的传统文化教育契机，先师而后医，真实不虚。

点评：

新生儿生理性黄疸通常是在出生后第二天出现，并逐渐加重，一周以后逐渐消退，有些医生建议照蓝光，其实没有必要，孩子只要吃奶，妈妈饮食、起居、情绪正常，生理性黄疸是不需要特殊治疗的。

本例患者是满月后才出现黄疸，显然是不正常的。首先，婆媳关系不好，暗里互相埋怨，又说不出口，造成肝气郁结；其次，妈妈过食生冷食物，造成里寒，中焦运化失常，升降出入障碍；再次，春节期间，大家都闲着，打字牌、打麻将、看电视，缺乏体力劳动，又加上吃得比较好，餐餐鸡鸭鱼肉，营养过剩，造成中焦湿热，最终造成肝胆排泄不畅。每天给婆婆讲一句好话，感恩婆婆的精心照顾，可以化解婆媳矛盾；忌食生冷、进行体力劳动可以促进胃肠蠕动，帮助消化吸收，胃肠负担减轻了，肝胆排泄自然畅通，黄疸不治自愈。

案例六：原谅婆婆，有惊人的医疗力量

张玲是我带过的学生中最优秀的一个，做事实诚，知行合一。她出身书香门第，受过良好的教育，待人朴实、厚道、真诚，丝毫没有娇气和霸道。她自2014年一直跟着我参加一些文化医学方面的活动。2015年诞下一子，孩子出生80多天后得了湿疹，张玲依照文化医学的思路与方法调整治疗，渡过了这一难关。她对此过程有详细的记录，可以供读者参考。

下面摘录张玲自己写的记录。

我从2014年开始跟着骆降喜老师学习文化医学，身体力行，一次又一次验证文化的医疗力量，是文化医学最直接的见证者和受益人。虽然还有很多地方需要努力，但在实践的过程中发现"做，就对了"这四个字的深刻含义和魅力。

《小儿湿疹康复》是我对儿子湿疹的真实记录，因平时喜欢记手账，很幸运这个经历被我如实地记录下来，当日情景历历在目。

湿疹发生的过程（图）

第一阶段：【初发】

2016 年

1 月 27 日（出生后 88 天）

1 月 31 日（出生后 92 天）

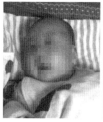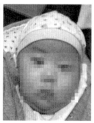

第二阶段：【反复】

2 月 15 日（出生后 107 天）

2 月 18 日（出生后 110 天）

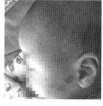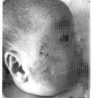

第三阶段：【高峰】

2 月 22 日（出生后 114 天）

2 月 23 日（出生后 115 天）

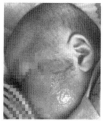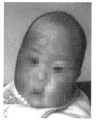

第四阶段：【恢复】

2 月 27 日（出生后 118 天）

3 月 19 日（出生后 138 天）

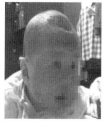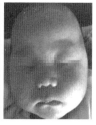

第一阶段：初发（2016年1月26日—1月31日）

儿子小丘（陈甫丘）出生后87天左右，皮肤开始变得干燥，脸上出现一片凸起，两颊烫，因痒多次抓过后出血。这段时间，因为知道医院也就用用激素药膏，想着靠自己调整心态、饮食等各方面来促进小宝的恢复，坚持没去医院，但是自己的调整力度与决心都不够。

【心路历程】

这时，小丘已经快3个月了，我与婆婆之间已经产生了一些矛盾，可我一直隐忍着。我把不同的养育小孩的观念列了一个表格，大家可以参考一下。

矛盾一：养育小孩的观念不同

	观念		做法	
	婆婆	我	婆婆	我
吃奶	总怕喂不饱他，进而担心发育不好、长不高等等	七分饱，即使饿着也没事，培养胃气	要求补充奶粉	拒绝奶粉。那时小丘夜间只醒一次。迫于压力，改善奶量，决定每天2—3个小时吸奶一次，人累心也累
抱	过分爱护	冷淡处理	小丘一有反应，立刻抱着	安静的时候可以让他静静地躺着

文化"处方"

	观念		做法	
	婆婆	我	婆婆	我
衣服	生怕感冒。之前婆婆带过的一个外孙，身子特别弱，风一吹就要咳嗽，一咳嗽就喘，那时候每天心惊胆战。这个担心转移到小丘身上	三分寒，冻一冻没关系	她感觉冷，就立刻给小丘加衣服，让小孩穿得比大人还多，生怕受凉，小丘咳嗽一声都十分警惕	建议比大人少穿一件
母乳	认为母乳是湿疹产生的原因	可能有一定关系，但不是主要原因。这时候小丘才3个月，怎么忍心断奶	多次劝告：停母乳	即使在湿疹最厉害的时候还是在哺乳

在养育方面主要有以上几个方面的矛盾，还有几次我想吃素，不吃荤腥，但家人认为没有营养，多次劝告。自己也不敢再强硬，怕造成家庭矛盾，于是一直默默忍受着。后来越来越糟糕，情绪压抑，迁怒家人，家人的每一句话、每一个动作我都看不顺眼，自己知道这样想不对，但还是忍不住，一个人的时候，还默默流泪，想寄希望于丈夫在我们中间调节，但他总是说："老一辈没什么坏心思，几十年固定下来的思想，哪有这么快转变。"

第二阶段：反复（2016年2月1日—2月15日）

这段时间，小丘脸上反复出疹，反复抓破，反复结痂。小孩也变得非常敏感，动不动就要哭、抱。2月1日当天再次把很大（30mm×30mm左右）的一块结痂的硬皮扯下来，皮肤流脓流水。因避免他自己再次把结痂的皮抓掉，2月10日开始对小丘进行五花大绑，双手被绑起来固定，因为痒的缘故及双手被固定，小丘整夜睡不好，老人轮流值班，全家人身心俱疲。这段时间开始扛不住家人的压力，也不再执意自己治疗，家人多次带小丘去医院，其中有一次去了一家小医院配了没有标签的药膏，药效好但停药反复（后经专科医院鉴定是强效激素），被我坚持停药。湿疹还是在这些反复的治疗过程中达到了高峰。

【心路历程】

小丘的湿疹反反复复，作为一个医学研究生，本想发挥自己的所长将他治愈，但每况愈下，家人对我的能力也日趋怀疑，从支持到反驳到最后完全忽略。同时，日积月累的负面心理，导致长期无法入睡，身心疲惫。尤其是家人给小丘用没有标签的不明药物时，因为自己很清楚药物的副作用，反复告诉家人，但家人还是偷偷地用，最后闹得很僵。虽然不明药物没有继续用下去，但家人并不理解，明明药效这么好，为什么不继续用？

在这种艰难的环境下，想起骆降喜老师的话，反复告诉自己要调整心态。一次又一次强迫自己去想家人的辛苦、婆婆的各种好，一点一点地化掉怨恨。每一次的调整，都会在小丘身上得到效验，他的湿疹会略好一点。但坚持不了多久，情绪反扑更厉害，甚至到了看谁都不顺眼，看谁都是敌对的状态。完全放下真的做不到，甚至有点破罐子破摔的感觉。这个过程真的太痛苦，明明觉得他们做的是错的，明明对他们有各种不满意，但硬要去找出他们的好，一方面压力很大，另一方面觉得委屈、无奈、孤独。

第三阶段：高峰（2016年2月11日—2月25日）

这个时候，小丘的脸，简直已经像脱了皮的芋艿，没一块是好的。我的心也如他的脸一样，没有一块地方是好的。

【心路历程】

2月20日，小丘的脸已经不忍直视，再多的苦如果能换回儿子的健康，我什么都愿意。

那一天，我闭着眼想着家人的种种，好的、坏的都有，同时强迫自己，为他们的不对都找到理由。想到一条，否定一条，想到一条，否定一条……自己内心的痛苦无法言语，就这么一直持续着，直到我想到：

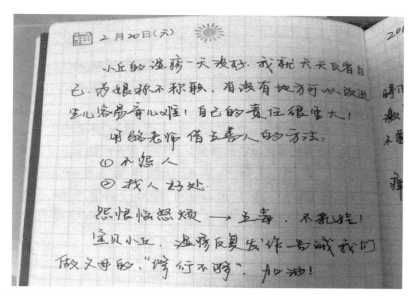

张玲日记

"不管他们做什么，如果想害小孩的话，我对他们的怨恨一切都成立……如果是想帮助小孩的话，我要试着站在她们的角度去想……"

"我们都是为了小丘好，只是所理解的世界不一样。"

基于这两个起点，内心痛苦降低了，把思绪全部理清。回忆这一路来发生的事情，慢慢地发现发心好了以后，任何事都是可以合理化的。于是更多美好的事情被发现了……

● 出月子那天拜菩萨，因我无法久跪多拜，婆婆跪在菩萨面前替我求情："请菩萨原谅，生母娘早点回去。"——心里是有一点点感动。

● 有一天晚上小丘很吵，婆婆一晚没睡，第二天白天小孩又一直要她抱才不哭，婆婆中午也不能休息。晚上说稍微休息一会后给我弄点心吃，让我要吃的时候叫她。没想到她一直惦念着这事，她睡到凌晨，醒来后一趟一趟地过来轻轻地看（又怕我睡着吵到我），直到凌晨2点我喂完宝宝上了厕所，她发现我醒着，就立刻给我送吃的，那时候是凌晨2点半。——心里很愧疚。

● 婆婆自我生娃后，由于感冒，有时不能过来陪夜照顾小孩，她心里一直很愧疚。这小小的咳嗽，折腾了她快一个多月还没好，中途怕传染给我，又去医院，连打了三瓶点滴，引起心脏都不太舒服，在陪夜的时间里，晚上几次三番起床料理小孩子的屎尿。——回想起这些，都想落泪。

● 月子里便秘得很厉害的时候，婆婆竟然说要用她自己的手去把大便挖出来。——很震惊，但也唯有母亲可以做到。

……

想着想着，我就在那一天彻底原谅了婆婆，原谅了家人，也原谅了自己。

第四阶段：恢复（2016年2月26日—4月30日）

仅仅过了3天，小丘的脸就恢复到原来光滑的样子。我不禁感叹到文化的强大力量与小孩恢复能力之迅速。后因自己贪吃，4月2日吃了一瓶有机酸奶，4月10日吃了四片菠萝，孩子又发作两次。但因为有了经验，我迅速调整好心态、调整饮食，孩子湿疹很快就消下去了（没有用激素药物，中药是用温胆汤泡澡1—2次）。我的心情也更好，此后也没有因吃一些会"发"的食物再次发作，可谓彻底康复了。

4月29日我终于鼓起勇气给骆老师打通了电话，汇报了自己的各项生活、学习、工作，更下定决心要继续修身养性。

第五阶段：美满（2016年4月30日到现在）

整个事情的经过，在我的生命中留下了巨大的影响。小丘除了常规体检和一次疑似误吞塑料去医院拍X光，到现在为止（2018年7月4日），没有因其他原因去过医院。

我母乳喂养的时间是两年零一个月，婆婆因担心影响我的工作多次劝说断奶，但好在她也能渐渐地理解了，到最后她对我的关心超过了一切。

我的性情也变得柔软了许多。目前为止，我们还和公公婆婆住在一起，再没有发生过矛盾。

有时候，不说也能表达，适时做也能有所为。当我并不那么抵触的时候，婆婆也会接受一些我的想法。慢慢地她也不在小丘面前看电视了，小丘也有更多的机会自己吃饭。

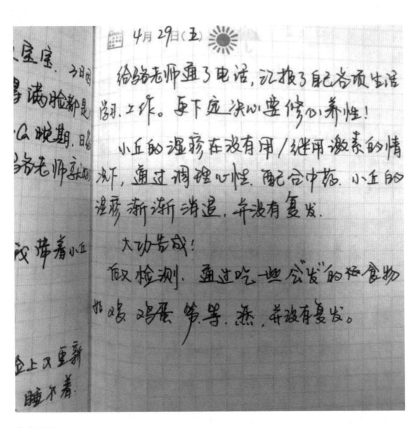

张玲日记

　　两个星期前，小丘开始流鼻涕、咳嗽。依照以往婆婆的经验是立刻要去医院，但这次她还是在万分着急的情况下接受了我的意见。

　　我当时的建议是：

　　● 心态放轻松，这只是很小的病。大人淡定，小孩子就康复得快。婆婆是个比较操心的人，家的里里外外都照料得很好，很关心小孩，所以常常很紧张。

　　　　　　　文化"处方"

● 先观察几天，不急于用药。婆婆以往的观点是：病了就要立刻吃药，以免得肺炎。原话是"肺要咳坏的"。

● 饮食清淡，避免荤腥，以喝粥为主。婆婆以往的观点是：吃素营养会跟不上，会影响小孩长高、发育等，小孩胖墩墩的才算养得好。不过小丘长期偏素，身体一直还好，又不胖，且脚力足。婆婆也就渐渐地不单以胖为好了。

● 尽量少吹电扇，尤其是出汗后。婆婆以往的观点是：大夏天不吹电扇、空调，要热死的。但现在中午全家一起吃饭的时候不常开电扇，有时候开的话也会开最小一档。

● 穿长衣长裤，避免夏季着凉。婆婆观点是：太热了，这么热的天谁还穿长衣长裤？但是如果这样能帮助小丘康复，她也接受了。

过了两天，我寻思着可能是晚上着凉，小丘的症状有点像风寒不像风热，于是喝了一天姜汤，然后咳嗽差不多就没有了。慢慢地，小朋友靠自己的恢复力也好了。

这次小丘生病，我也发现婆婆的观念有很大的改变，其实她的所有出发点都希望她的孙子可以过得更好。但她也慢慢地开始接受一些不同的想法，真是新时代进步的老年人呀。

因为日常生活的悉心照料，我经常夸赞婆婆执行力强，婆婆因此大受鼓舞，我们的关系也越来越好。这个世界，没有心里过不去的坎，当过去了才发现，其实只是自己的心理变化而已。文化的力量，其实就是在日常生活中做好自己，如儿媳，如妻子，如母亲……只要诚心诚意地做，它的力量会让人吃惊。

最后再借用师母的一句话来结束这篇记录："传统文化可以给人带来幸福快乐的生活，过去可以，现在、未来也可以！"

点评：

母子"相医"在张玲这个案例中表现得淋漓尽致，但是回过头来仔细想想，今天的医生，谁又会想到孩子的湿疹与妈妈的心情有如此密切的关系呢？生物医学无法解释。可见，文化的"医疗"力量超乎我们的想象。

今天的医患关系为什么如此紧张？今天的慢性病为什么如此难治？最根本的原因就是我们在不知不觉中忽略了一门最大的医学——"文化医学"，忽略了人是"心物一体"的高级生命，心态决定人的健康；母亲和儿女就是一体，母亲决定儿女的健康。

张玲成功的秘密在于原谅婆婆。从中医的理论来讲，孩子的湿疹源于湿热，而湿热源于心火，孩子的心火又源于妈妈的心火，妈妈的心火则源于对婆婆的不满。张玲由于对婆婆的旧观念不满发展到处处看婆婆都不顺眼，焦躁难眠，甚至怨恨、敌对。最后，因为儿子的病情加重到了不可收拾的地步，引发了张玲强烈的母爱动力，痛下决心，彻底原谅婆婆。由恨变爱，一念之差，仅仅三天，孩子的湿疹就彻底治愈，这就是"心物一体"，这就是"引火归元""阳杀阴藏"，这就是文化医学的力量，太不可思议了！

天底下最难处的就是婆媳关系，婆婆和媳妇两个陌生的女人要生活在一起，年龄、性格、文化、思想观念、家庭背景、生活习惯不同，难免会发生碰撞。怎么办呢？唯有一条路可走：不怨人，找好处，认不是。只有这样才能避开碰撞、统一心思，互相感恩、包容，最终才能达到家和万事兴的目的。

第四篇 夫妇有别

《中庸》有云："君子之道，造端乎夫妇，及其至也，察乎天地！""致中和，天地位焉，万物育焉。"天地是一对大男女，男女是一对小天地。天地合气，万物化生。男女的关系是一种什么关系呢？就是阴和阳的关系。概括起来就是"阴阳合一，阳主阴从，阴阳互参，阳动阴随"，这就是天地之道，夫妻之道，家庭之礼，健康之法，长寿之方！

案例一：晚期乳腺癌患者的忏悔

　　黄女士，女，40岁，广西柳州市人，企业高管，女儿9岁，儿子刚满1岁。2017年12月7日，黄女士被确诊为晚期乳腺癌并腋窝淋巴转移，左上肢浮肿（淋巴堵塞）。医生建议先化疗，待肿块缩小再放疗，最后才考虑手术。患者上网查了无数资料，感觉前途渺茫，无比恐慌，惶惶不可终日，几乎到了快要崩溃的边缘。这时，朋友向她推荐了《思考文化医学》一书，她当即网购了一本，连夜看

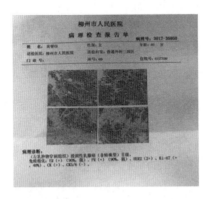

患者的检查报告

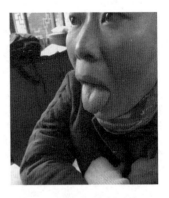

2018年1月16日初诊，
患者惊恐不安，面容憔悴

　　　　　　文化"处方"

柳州市人民医院

彩色超声检查报告

姓名：黄曦楠　　性别：女　　年龄：40岁　　门诊号：
申请科室：　　　　　　　　　　床号：
检查项目：乳腺

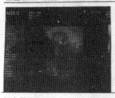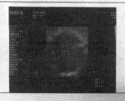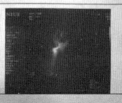

超声所见：

　　左侧乳腺结构清晰，层次分明，皮肤及皮下脂肪层未见异常，于左侧乳腺内上及外上象限腺体层内见一肿块，大小约为68×48×46mm，形态不规则，呈垂直位生长，边缘模糊，可见成角及毛刺，内部呈低回声，回声尚均，后方回声无改变，内见明显钙化。CDFI示：肿块血流Ⅱ级。RI:0.77。另于乳腺内见数个小肿块，较大者15×10mm，形态不规则，呈垂直位生长，边缘模糊，可见成角及毛刺，内部呈低回声，回声尚均，后方回声无改变，内见明显钙化。

　　左侧腋窝皮肤层增厚，内部回声增高，可见多个实质性肿块，最大75×54mm，形态较圆，皮髓质分界不清。CDFI：内部可探及周边型血流信号。

　　左侧锁骨下见多个实质性肿块，最大28×15mm，形态较圆，皮髓质结构清晰。CDFI：内部未探及血流信号。

　　右侧乳腺结构清晰，层次分明，皮肤及皮下脂肪层未见异常，腺体组织厚度正常，内部结构回声尚均匀，导管未见扩张，未见异常肿块回声。

　　右侧腋窝未见明显肿大淋巴结。

超声提示：

　　左侧乳腺Ca

　　左侧锁骨下淋巴结肿大

　　左侧腋窝皮肤水肿并淋巴结肿大，考虑转移并淋巴管堵塞

　　右侧腋窝未见肿大淋巴结

患者的检查报告

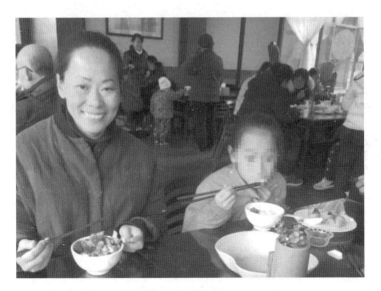

2018 年 2 月 7 日第二次复诊，黄女士笑容可掬，旁边是大女儿

完，顿时觉得生命有望，电话联系了我。2018 年 1 月 16 日来桂林找我初诊，经过一整个上午的聊天，我了解到患者是个典型的"大姐大""女汉子""女强人""完美主义者"，于是，给黄女士开了一副文化"处方"：

①夫妻换位，多为对方着想；

②调回原办公室工作；

③每天做一件好事；

④每天对婆婆说一句好话；

⑤每天早晚放松散步一小时。

20 天后，黄女士一家人来桂林复诊，全家人脸上都挂着灿烂的

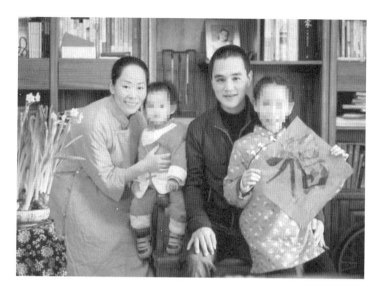

2018 年 2 月 16 日春节，黄女士一家特意照了张全家福寄给我

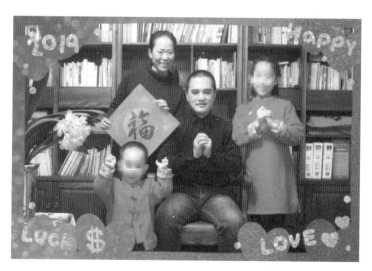

2019 年春节，黄女士一家

笑容。为什么短短 20 天会有如此惊人的变化呢？这就是文化"处方"的力量。

下面是黄女士寄给我的四封信：

一

骆老师：

您好！

提笔十多次都因泪流满面而没有把信写完，在我最绝望的时候遇上《思考文化医学》和您，这真是上天给我的恩赐，感恩您的大恩大德。

骆老师，每次在我紧张害怕的时候，心里都在呼唤这个名字，而每次都可以得到安心的感觉，对于称呼您骆老师还是骆医生，我感觉老师更好，在我的心里您不单只是一位医生，更多的是一位导师，感恩您的指引。

自从有了邮箱、手机这些快捷的通讯方式，我再也没有提笔写过信，想想已经有二十年之久了，这一提笔居然感觉回到了学生时代。现在的我每天都在高速度、高效率、高紧张的节奏里生活，为了快，连走路都没有办法慢下来。您和我说让我每天坚持慢走，我也照着去做，也有慢慢走，比我平时走路的速度慢，可是旁边只要一有人超过我，脚下的步子又快了起来。您让我走路时把注意力放在脚底下，我走起来就像一个木头人，有一次走着的时候，感到胸口憋着一口气，我只好停下来。当我用力把那口气呼出去后，接下来的吸气居然心一沉，落入到了丹田这个位置，我的脚也稳稳地站在了地上，试着走了几步，真的是可以慢下来了。这种慢是一种安稳的感觉，脚和大地有了连接，心也安然自在、舒服惬意，我是有多久没有这样站在地上了。难道之前，我是用飞的吗？回想我之前的走路，胸口提着一口气，心悬在喉咙，走起路来脚不沾地，这种状态完全可以用心浮气躁来解释。每次您都和我说要我去公园走路，有时候懒，我就在家里走，我家住五楼，有一个向南的大阳台，阳光空气都很好，我就在那儿走来走去，可是那种脚踩大地的感觉有点弱，总觉得与大地的连接差一点，说不出来为什么。我也和我家先生聊过这个心情，他说我想多了，我们家的这个地也是地，把它想成大地就可以了啊。过了几天，我外出办事，51楼，电梯也就20秒就到了，整个城市都在我的脚下，可是我的心却怦怦直跳，好不真实。我终于明白您总在强调要去公园走路了，原来在楼层里，没有办法和大地好好亲近，可能这就是所谓的地气吧！

您的书中提到植物人治癌，对于这个我也在思考，我认为就是放下、放松、无欲无求。您第一次见到我就说我是一个强势的人，您马上开了一副"处方"给我，要我每天都和我家先生说："您说了算，听您的，您是老大。"之前在家里什么都要听我的，什么都要我安排，什么事情我都要过问和操心，我是老大，要我让位，很难。回到家，我也照着做。一段时间后，我家先生也"掌管大权"，家庭关系就变得顺其自然、舒服，原来我放下了，也就轻松了。近段时间您和我说打坐的事情，我也开始打坐，刚开始只能坐10分钟，后来慢慢可以坐到40分钟，刚开始思绪乱飞，现在可以慢慢体会到恬淡虚无。前些天，我打坐的时候，感到背后有一股热气直冲头顶，胸前也有一股气直冲头顶，我马上知道出问题了，我的阴面向上走，一定是不对的。我停止打坐，慢慢体会，本来应该向下的，为什么向上了？我内心还是不愿意"阳主阴从"，那是我的欲望、控制欲，内心还是要做"女王"，不愿低头，这就是我的"病根"，学会处低才是我最要做的功课。过段时间再与您分享我要力行的功课。

感恩所有的遇见，感恩骆老师！

2018 年 4 月 13 日

二

骆老师：

您好！

最近一段时间，总是在打嗝。这种嗝是很多的气，从肚子里面冒出来。感觉就是我之前咽下去的那些忍气吞声的气，从我的肚子里面释放了出来，每次打完嗝之后，心里不由得舒服了很多。而且每打一次嗝，我的心就会忽然喜悦起来，越来越舒服，感觉阳光进到我的心里。5 月 12 日，汶川地震十周年，大家都在纪念那一天，我也看了几篇非常令人感动的文章，回想起十年前的那一天，我和大家一样难受。可是，我却没有哭出来，我的眼泪变成了难以发泄出来的气，又咽回到了我的肚子里。我终于感觉到，原来肚子里那么多的气，就是这样在我不经意间把它吞下去了。多少年了，我都没有哭过，不管遇到了多困难、多艰难、多痛苦、多委屈的事情我都不哭。我不哭，也不给自己一个哭的理由，所有的事情都往肚子里咽，什么事情一个人扛下来，我很坚强。所有的人都说我很"大姐大"，所有的事情，我都处理得非常妥当，我可以照顾到所有人，唯独遗漏了我自己。其实这些事情都办得很妥当吗？在我看来总有不完美的地方，因为我要求很高，所以心里面经常会有怨言，但是我不说，我觉得也没什么可说的。为了事情的完美，我也把我的要求压在了我所期待的人的身上，我要求他们做事情和我一样完美，我要求最后的结果和我期待的一样。

骆老师的话时常出现在我的脑海里，他要我去爱，爱身边的人，爱自己，爱一切，要我去做好事，刚开始我还是按我认为的爱去爱，还是要求完美，还是挑剔抱怨，我也觉得自己爱了。不断调整后，慢慢地我发现爱其实是包容，把一切不完美都能找到好的一面，不一定按照我所想的那样。现在我每天都去寻找美好，每天都会得到惊喜，原来身边的人，身边的事情，包括我自己都那么美好，当我做了好事，我的心就像注入了阳光一样那么灿烂，感恩之心自然流露出来了。我身边的人都在为我努力，而我自己应该更加努力，让我和我周围的世界变得更美好。

感恩骆老师！

2018 年 6 月 14 日

三

骆老师：

您好！

今天，我一个人站在马路边，突然大声哭起来。第一次这么旁若无人地流泪。对于一个从来都要保持矜持、高傲的我来说，这简直是不可能的事情。我看到我曾经的恐惧、贪婪和妄念，这些就像一幕幕的电影回放着。我带着小儿子睡觉的时候会突然惊醒，大女儿还在写作业，她写好了吗？需要我辅导吗？爬起来给女儿检查好作业，又陪她睡一会，接着儿子要喝奶，我又去喂儿子，换尿片，一夜迷迷糊糊。清早赶着起床煮早餐，送女儿出门，自己随便吃点也上班去了。工作繁忙、无助，下班又带娃，循环往复，突然不知道什么时候是个头。对孩子的爸爸忍不住大吼，对他做的任何事情都看不惯，诸如怎么辅导小学生都不行，怎么煮个早餐都这么难吃，怎么娃哭了也哄不好，怎么不可以多挣点钱，怎么……怎么……所有的一切不满意都怪罪在孩子的爸爸身上，我多想有个体贴的爱人，什么事情都可以帮我完美解决，我多想有个不用管教的孩子，什么功课都能取得好成绩，我多想有很多的钱，可以买我想要的东西。孩子的爸爸总是说，现在已经很好了啊，我们又不缺什么东西。可是我却是一个贪婪的人，总希望更完美，房子有了还想要大一点的，车子要更舒服的，孩子的成绩要更优秀一点。他们和我在一起总是很紧张，因为不知道我又有什么高要求。终于我病倒了，就像是家庭的顶梁柱垮下了一样，我们家乱了套，也让整个家庭陷入了恐惧。如果我死了怎么办？我一个一个地都做好安顿……

眼泪不断地流，可是我的内心却是喜悦的，我看到了这半年来，我家先生一直无微不至地照顾我和孩子们，我突然好感谢晚期乳腺癌，让我看到这么完美的爱人和家庭，把我原来所有的贪婪和高傲都摔碎。如果现在问我还有什么要求，我会说，现在已经很好了，我很满足，再也不挑剔，我可以接纳我的病痛，包容之前所有的不满，释放我所有的恐惧，我现在很幸福，并且内心从未有过这样的喜悦！

这些转变是源自骆老师您的引导，您和我说的"阳主阴从"，让我知道维持一个家庭的基本规律就是一切事情听先生安排，我常把骆老师教我的话挂在嘴边："听您的，您看着办，您是老大。"事情真的就像骆老师您说的那样，我们家在不知不觉中改变，当我不再强势了，我家先生也就自然而然地回到了他的位置。当我心怀感恩，看到的、感受到的都变得非常美好。骆老师您的书《思考文化医学》成了我的枕边书，我还要细细品味里面的内容，慢慢地把那些话仔细落实。

感恩与骆老师的遇见！

2018 年 7 月 9 日

四

亲爱的骆老师：

您好！自上次见到您之后，已经过去大半年了，有您写的书和教诲陪伴，我一切安好。

提起"医院"两个字，大家首先的反应就是不舒服，我也一样，每次进到医院，看到焦虑、痛苦、疲惫、慌乱的各种表情，一种负能量就会牵扯着我的心情。再看我的病友，她们的性格和我太像了，个个女超人，操心的事情多，要求也高，追求完美。上次住院的时候，我遇到一位 60 多岁的阿姨，她和另外一床的阿姨聊天，不停地诉说她儿媳妇的种种不好，第二天，她儿媳妇给她送来了鸡汤，她还不给人好脸色，我在一旁搭话："阿姨，这是你女儿吧。"阿姨回答："是我儿媳妇呢。"我说："我看怎么这么像你女儿啊，对你照顾得可好了，又细心给你盛饭、收拾、拿鞋、扶你走路、帮你洗衣服，你的福气可真好啊，有一个这么贴心的儿媳妇，比女儿还好呢。"这时阿姨露出一脸的幸福样，趁着阿姨上卫生间的时候，我悄悄和她儿媳妇说："你婆婆夸你对她好呢，她说你炖的鸡汤可好喝了。"不一会，就看到她俩有说有笑的，关系好极了，过几天出院的时候，阿姨还塞了一些钱给她儿媳妇，说不让她负担太大，她儿媳妇也说照顾她是应该的，看到她们这么相处，我也好感动，看来语言的力量真是太强大了。我时刻记得骆老师您和我说的每天做一件好事，上面这样的例子我屡试屡验，帮助了好几对婆媳关系不好的病友呢。还有许多夫妻之间关系不好的，我也引导她们去发现自己另一半的优点。看到病友的笑脸，我自己也很暖。

我们乳腺病房的护士可真是温柔，为了我们少受些痛苦，打针的时候尽量慢，换药的时候尽量仔细，每天看到她们忙碌的身影，我能不麻烦她们就尽量自己来，也经常感谢她们，夸她们打针都不痛之类的。有时候也会遇上一些对护士们挑毛病的病人，我也上去好好安慰她，先把这些护士的一些分工和流程解释给她听，把护士的难处告诉她，一般都是因为没找对人处理问题引起的误会。护士长来查房的时候，我也会对护士长说："你带的这些护士可温柔了，她们对我们都像家人一样，我好喜欢她们。"护士长也很高兴，她说："我经常和她们说，病人生病本身就很不舒服了，如果再遇到不好的护士，她们更加难恢复，我们要好好关心她们，对她们要像家人一样，细心照顾，让她们快快好起来，你能这么告诉我，我就放心了。"

护士这个职业真的很纯洁，我很感谢她们。说起护士还有医生，医生真的好忙好忙，忙得我有时候都不忍心多和他们说一句话，我经常看到他们忙得饭都顾不上吃，假期都没办法休息。早上查完房要马上开医嘱要帮忙换药，然后马上去做手术，手术经常都是没有中午休息时间，还时常要做到晚上，每个周末都要先来医院查完房

　　　　文化"处方"

开医嘱才能放心休息。我经常见到我的主治医生周五晚上9点下手术台，晚上值班，周六上午查房，开医嘱，换药，忙完才下班离开。医生有时候还要处理为难他们的患者，我看到那些为难医生的患者，心里很难过，所以我尽量做到不占用过多的医疗资源，不过多麻烦医生，科室病床紧张我就住走廊，从来不吵闹要求照顾，从我做起给医院一个和谐的环境。

带着骆老师教我的每日做好事，每日说好话，播撒我的正能量！感恩所有的遇见！感恩遇到骆老师，您在我心里就是一盏明灯！

祝端午安康！

2019 年 6 月 7 日

点评：

现代医学对癌症的病因研究完全走偏了。企图从实验室的大白鼠身上找到癌症的病因似乎是不能成功的，原因在于老鼠与人不能相提并论。今天的医学走入了一条"以物究物""以形究形""以癌究癌"的死胡同，最终得出致癌物质有上千种，什么食物致癌、空气致癌、环境致癌、水污染致癌、化肥农药致癌、化妆品致癌、空调冰箱致癌、手机致癌、微波炉致癌、电脑致癌……完全被癌症这个有形的肿块给迷惑了，落入了教条唯物论的泥潭，不能自拔。寻枝摘叶，徒劳无功。

其实，所谓的致癌物质只不过仅仅是一个诱因而已，不是癌症产生的直接原因。《易经》有"阴阳合一，阳动阴随""形神合一，以神驭形"等理念，现代心理学也明确提出"心身合一，以心导身"，结论就是，有什么样的心态就有什么样的身体，正所谓"相由心生"。

因此，癌症的病因应该着重落在"心"（精神）上，不应该落在"身"（物质）上。否则，癌症的问题将很难彻底解决。

今天的乳腺癌越来越年轻化，如果还继续沿着手术、放疗、化疗这条路走下去，不但医院爆满，医生疲惫，医患紧张，无数家庭也必将面临巨大的恐慌，最终可能人财两空。怎么办呢？水有源，木有本，任何事情的发生都是有原因的。明朝名医陈实功先生早就告诉我们，乳腺癌的病因是源于"忧思郁结，所愿不遂"。长期不能释怀的冤枉、委屈、抑郁、悲哀、忧思情绪是乳腺癌的直接病因。

黄女士的家中阴阳失调，女性过于强势，整天匆匆忙忙，连走路都停不下来；高标准、高要求，心高气傲，处处挑人毛病，看谁都不满意；固执己见，疑心太重；结果，从心情急躁、焦虑、郁结到乳腺肿块，从早期到晚期。最终发现，其实世界是自己的，与他人没有任何关系。《中庸》："君子素其位而行，不愿乎其外，素富贵行乎富贵，素贫贱行乎贫贱，素夷狄行乎夷狄，素患难行乎患难，君子无入而不自得焉。""致中和，天地位焉，万物育焉！"

现代人的焦躁多源于物质生活上的不知足和盲目攀比。《佛遗教经》："若欲脱诸苦恼，当观知足。知足之法，即是富乐安隐之处。知足之人，虽卧地上，犹为安乐；不知足者，虽处天堂，亦不称意。不知足者，虽富而贫；知足之人，虽贫而富。不知足者，常为五欲所牵，为知足者之所怜愍，是名知足。"厚德载物，自强不息，应与他人比积德，不与他人比享受。《弟子规》："唯德学，唯才艺，不如人，当自砺；若衣服，若饮食，不如人，勿生戚。"如是，方能从容淡定，随缘自在。

案例二：家婆瘫痪，夫妻怄气导致媳妇肺癌

2017 年刚刚放暑假，朋友廖先生找到我，诉说他妻子病得很严重，已经住院十天，病情加重，医院也告知没有什么好办法，建议转上级医院继续治疗。经过两个小时的聊天得知，患者陈女士，52 岁，农民，身体一贯很好，平时倒头就睡，吃饭特香，干活特麻利。但是近三年来，婆媳之间常常发生口角，互相埋怨。尤其近一年来，婆婆患高血压，逐渐发展到痴呆，生活不能完全自理。丈夫性子急，脾气大，常常埋怨妻子怠慢了自己的母亲，常常发牢骚，不知不觉间出言不慎伤了妻子的心。最近一个月，婆婆瘫痪在床，大小便不能自理，妻子白天要劳动，晚上回家还要给婆婆喂饭、翻身、擦澡、端屎端尿，心身疲惫。丈夫不但不理解，反而觉得妻子没有尽心尽力。不久，妻子就出现咳嗽、胸闷、气逼，逐渐发展到哮喘，上不来气，并且痰中带血。最初以为是感冒引起的气管炎，住院进行治疗，消炎、止咳、化痰，疗效不佳。CT 检查发现肺门有阴影，医生高度怀疑是肺癌，建议转上级医院治疗。至此，我对患者有了一个大致的诊断，于是给患者开了一剂"小青龙汤化裁"，并非常认真、严肃地嘱咐：

① 婆婆就是妈，一定要把婆婆当亲妈看待；

② 心平气和；

③ 常常口含乌梅，大量吞口水，配合服中药；

④ 丈夫每天对妻子说一句好话。

一周以后，患者咳嗽、气逼减轻；两周以后，痰中带血消失；一个月以后，所有症状消失。

点评：

民间有个说法："义缺伤肺"，"义者，循理"，"义者，宜也"。在本案例中，患者的最大心结是照顾一个痴呆瘫痪的婆婆，如果没有责任担当，没有任劳任怨，有几个媳妇能坚持下去呢？丈夫不但不理解，还恶语相加，谁受得了呢？因此，治疗这样的病人，仅仅靠药物，往往如隔靴搔痒，必须从源头切断病因。其次，丈夫必须协助并夸奖妻子的行为，特别是当众赞扬妻子，将会起到意想不到的作用。

案例三：夫妻吵架，儿子癫痫

2018 年，我接诊了一个患者，11 岁，父母是东北人。孩子从 5 岁起就发癫痫，并且逐渐加重，刚开始每年发作两三次，逐渐发展到每周发作一次，最近一个月来甚至一天发作好几次。在全国各大医院看了不少专家，做了各种检查，中药、西药都吃了，疗效不佳，愈演愈烈。最近一周，有一天竟然发作五次，眼睛翻白、口吐白沫、四肢抽搐、不省人事，看起来很吓人，非常严重。

经过两个多小时耐心地聊天，我了解到这一对年轻夫妻来自黑龙江，妻子很年轻，19 岁结婚，20 岁生孩子，心智很不成熟，稀里糊涂怀孕，缺乏胎教意识，怀孕期间夫妻俩常常为了一些鸡毛蒜皮的事情互相埋怨，后来羊水早破，导致早产。产后孩子母乳喂养，5 岁

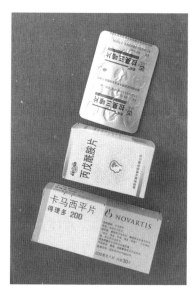

家属当时展示的治疗癫痫的药物

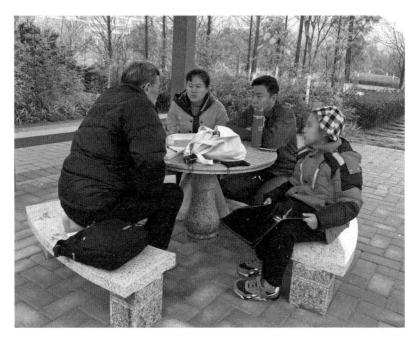

2018 年早春，我与患者一家人聊天

时因为一次高烧，开始出现癫痫。通过近两个小时的诊疗，我发现这个孩子性格特别急躁，爱玩手机游戏，心浮气躁，一刻都静不下来。这就是中医讲的虚阳外越。于是，我给这家人开了一副文化"处方"：

①阴阳和谐，两口子不要当着孩子的面吵架；

②阴阳各归本位，夫唱妇随，妻子不能强势；

③不能沉迷玩手机，不能看紧张、恐怖的电影或电视剧；

④夸奖孩子。

回去之后，夫妻俩也不敢吵架了，妻子也慢慢地变得越来越温柔，经常有意无意、发自内心地夸奖孩子，夫妻感情也越来越好，一家人和谐、温馨。一个月以后，给我打来电话，孩子癫痫发作次数逐渐减少，即便发作也很轻微。衷心地祝福这家人生活美满，和谐幸福！

点评：

癫痫是一种目前还找不到确切病因的神经系统疾病，可以瞬间发作。但是，可以肯定癫痫与人的情绪有关，紧张、恐惧、激动、急躁都特别容易引起发作。因此，营造一个宽松、和谐、安静、幸福的家庭环境有利于癫痫的康复。特别是夸奖孩子，如春风化雨，润物无声。慢慢引导孩子学会放松、学会宽容、学会安静、学会助人为乐、学会从容生活，这是最根本的治疗。

案例四：夫妻恩爱，癌症逆转

2019 年 4 月 13 日，一位来自南宁的晚期胰腺癌肺转移患者在家人的陪护下来到桂林找我就诊。患者杜先生，男性，33 岁，货车司机，全身黄疸，右侧上腹部还带着引流管，枯瘦如柴，焦躁不安。

经过一个上午的聊天，我基本了解了患者的情况：患者曾经被推进手术室准备做胰腺癌切除手术，专家在手术台上仔细检查，感觉手术难度太大，最后决定只放了一个支架和一根引流管就推出了手术室，并告诉家属"太晚了"，建议转化疗科化疗。

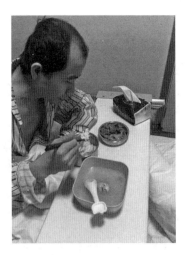

患者住院期间照片

患者头脑灵活，经营有方，很会赚钱，人际关系很好，喜欢抽烟、喝酒、熬夜，但是，脾气很大，财大气粗，回家喜欢当"大爷"，希望妻子温柔、体贴、百依百顺。可是，妻子偏偏不吃那一套，既不温柔，也不体贴，不冷不热，还常常埋怨丈夫回家什么也不干，只知道睡觉，"像个猪一样"，甚至偶尔还会冷嘲热讽，夫妻之间互相怄气，甚至打嘴仗，闹得双方心情都不好，整个家庭乌云密布，见不到太阳。

了解到这些情况后，我给患者开了一副文化"处方"：

① 每天对妻子说一句好话；

② 每天做一件好事；

③ 尽量吃素；

④ 每天含乌梅早、晚慢步2小时；

⑤ 早睡早起，不玩手机。

同时，还开了一剂"附子理中汤化裁"，以缓解患者的腹胀、不消化、没有食欲等症状，并再三嘱咐，如果文化"处方"做不到，吃药也无效。妻子当场向丈夫道歉并表示愿意配合治疗，丈夫也当场原谅了妻子，互相感恩。

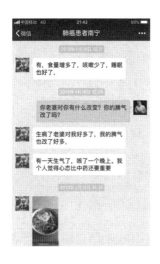
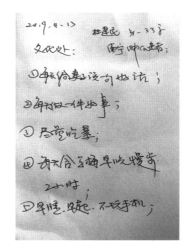

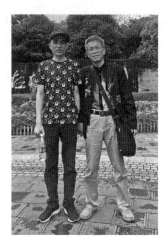

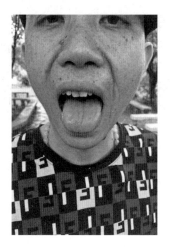

4 月 20 日我与患者在植物园合影　　　　一周以后食欲正常

　　一周以后，正好 4 月 20 日我在植物园做"文化治癌"公益讲座（全国肿瘤防治宣传周活动），患者独自一人从南宁坐动车来桂林听讲并与"相约星期六"的癌症患者分享了自己的康复心路历程。他告诉大家，现在他睡眠很好，腹胀腹痛消失，夫妻恩爱，一餐能吃三碗饭。这次一个人来桂林，提 20 斤重的行李一口气上六楼不喘气，早上吃三两米粉还不够，身边的人都说他完全变了一个人，一点看不出是个晚期癌症患者……这些变化令在场的听众无不惊讶。

点评：

　　本例患者的致病关键因素是夫妻不和睦。丈夫财大气粗，在外边人脉很好，呼风唤雨惯了，回到家里照样以功臣自居，要当老大，希望妻子对自己服务周到、百依百顺，不料妻子却不吃这一套，于是郁闷、不舒畅。另一面，妻子本想丈夫回家后可以向他撒撒娇，说说心里话，没想到丈夫回家倒头就睡，什么家务都不做，于是两人互相抱怨，甚至吵架，互不相容，终日郁郁寡欢、闷闷不乐。最终导致了丈夫胰腺癌、肺癌的产生。

在两个小时的聊天里，我给他们夫妻细细分析了这些情况，他们顿时有一种拨云见日之感，双方惭愧不已，当场互相道歉，一家人重归于好，经过一周的调理，病情明显好转。

案例五：妻子冷漠，丈夫"心寒"

2017 年 6 月，湖南有一位扩张型心肌病病人找到我，患者 42 岁，农民，女儿 9 岁。主要症状是：心慌、胸闷、气喘，上二楼都感觉困难，平常走路稍微快一点也不行。经当地医院 B 超检查确诊为"扩张型心肌病"（左、右半心四个心腔均扩大）。医生告诉家属：这个病全世界没有人能治好，唯一的办法就是换心。

聊天两个小时后得知，患者喜欢打牌、熬夜、喝酒，没有人生目标，缺乏精神追求。患者在当地一家中学食堂当厨师，大热天 40 度高温下炒菜，大汗淋漓，几乎每天要换三套衣服，口渴就喝冰饮料、冰啤酒，自以为可以消暑降温解渴。两个多小时的谈话中，我发现患者的妻子一直低着头在玩手机，若无其事，似乎不关她的事一样，给人的感觉非常冷漠。一问才知道，两口子感情不好，长期分居，妻子远在四川打工，除了过年过节回来看看女儿以外，俩人几乎形同陌路。于是，我给患者开了一剂"附子理中汤化裁"，并郑重嘱咐：

① 离开高温环境，不能再做厨师了；

② 不能喝冰饮料、冰啤酒，改为喝热茶；

③ 妻子暂时不能外出打工，在家照顾丈夫；

④ 特别嘱咐患者，每天对妻子说一句好话，夫妻恩爱；

⑤ 每天替周围的邻居做一件好事。

半个月后患者打来电话，走路、上楼没有问题，一般的体力劳动也没有吃力的感觉，到医院复查，心脏接近正常大小，心电图完全正常，全家人无比高兴。

点评：

此病属于典型的"心寒症"，西医称"扩张型心肌病"，至今全世界还没有找到特效药治疗。本案例心寒症原因有四：① 大量出汗，阳气外耗，造成里寒；② 大量饮用冰镇饮料、冰啤酒造成直接里寒；③ 患者没有人生目标，没有精神追求，缺乏生活动力；④ 妻子冷漠，不懂关心人，丈夫得不到妻子的温暖，最终促成了严重的"心寒症"，导致心肌收缩无力，心腔扩大，全身血液循环障碍，心慌、气喘、乏力，不能平卧，随时都有猝死的可能，非常危险。

第五篇　兄友弟恭

　　《弟子规》:"兄道友，弟道恭；兄弟睦，孝在中。"在家里，兄弟是平辈；在社会，兄弟关系就是朋友关系或者同事关系，这就是传统的"悌道"。因此，兄友弟恭推而广之就是朋实友信。《论语》曰:"以友辅仁。"人与人之间要诚实，要讲信用，要讲义气。真诚待人，言而有信，见义勇为，坦荡做人，可以免去很多疾病。

案例一：兄弟反目，脑积水

2017年暑假，一位远房亲戚找到我。他患有脑积水，主要症状是头晕、头胀、头痛，走路常常深一脚浅一脚，呈醉汉步态，睡眠浅，常常做噩梦，生活不能自理，反反复复住院。如此反复住院治疗，效果不佳，全村的人都认为他活不久了。经过详细询问得知，患者在一个多月前骑电动车与同村的小汽车相撞，患者急转弯，负主要责任。当时患者有短暂意识丧失，头部、面部有轻微擦伤，于是，住院观察并做了颅脑CT，没有发现什么异常。出院休息一周，还是觉得天旋地转，乏力、纳差，再次入院，又做了一次颅脑CT，还是没有发现什么异常病变。出院后，总是觉得头重脚轻，萎靡不振，失眠、纳差、呕吐等现象依然存在。第三次入院，颅脑CT扫描发现中度脑积水，经过消炎、利尿、脱水治疗，症状不减反而加重。于是，患者家属找到了我。我与患者经过一个多小时的聊天，并看了他的舌象、号了他的脉，给他开了一剂"四君子汤化裁"，并郑重嘱咐：

①把第一次住院费退给司机；

②向司机道歉，并表明不要司机负任何责任；

③每天对身边的人说一句好话；

④ 每天放松散步 2—3 小时，口含乌梅。

一周以后，患者症状得到缓解，半个月以后，可以下地干活，一个月以后饮食、睡眠、劳动完全恢复正常。两家人重归于好。

点评：

本案例中，患者与司机是同村人，并且还是从小结拜的兄弟。农村的路很窄，车祸发生时患者开车比较快，又遇到急转弯。

我非常严肃地说："你怎么能讹诈司机呢？良心何在？"患者也一直为这事纠结："到底要不要司机赔偿？"赔偿，又似乎觉得太过分，毕竟以后低头不见抬头见；不赔偿，又似乎觉得太吃亏了。为此，他左右为难，辗转反侧，焦躁的心一刻都静不下来。这就是脑积水的病根。我非常郑重地告诉他："首先，把司机赔偿的第一次住院费退还给对方，一来是你违规，你负主要责任；二来是你并不缺

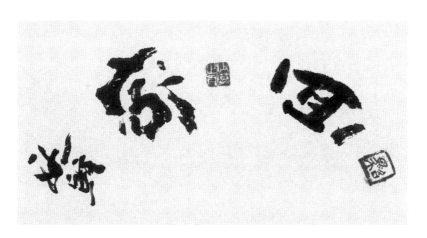

作者书"回家"

钱；三来你们是结拜兄弟，如果因为这点小钱造成兄弟反目，将来你还有什么脸面面对全村人。其次，向司机道歉并表明不要他负责，不但现在不要司机负责，将来出现任何问题都与司机无关，这才叫男子汉、大丈夫。做人要干净，要给后人做个榜样。"

患者听了我的话，突然就觉悟了，表示一定做到。心一放下，病很快就好。这就是朋友够义气的医疗效应，超乎我们的想象！从文化医学的角度来看，"物随阳而出入"，心属阳，水属阴，患者一旦把焦躁的心放下，水立即就自动归位，脑积水不治自愈。

案例二：兄弟和睦，母亲癌症晚期有好转

2018 年 2 月 5 号，我接待了一位来自南宁的晚期乳腺癌患者马阿姨。她左侧乳房已经完全腐烂，散发出难闻的腥臭味，医院已经拒绝收住院。儿女之间因此互相埋怨，一家人陷入了矛盾与恐慌，手忙脚乱，不知路在何方。

2018 年元月，朋友向马家介绍《思考文化医学》一书，马阿姨读后如获至宝，全家人终于看到了一线希望，通过桂林的朋友联系了我。

经过一个上午的详细话聊，解除了患者的思想顾虑，我给她开了一副文化"处方"：

① 每天做一件好事；

② 每天劳动（或锻炼）1 小时；

③ 每天念佛 1 小时；

④ 每天读经 1 小时。

同时，还开了一剂"小青龙汤化裁"以缓解患者当时的咳嗽、胸闷、气喘等症状，并特别嘱咐兄弟和睦，团结协作，齐心协力帮助母亲渡过难关。为什么我常常叫人念佛读经呢？其实是一种排除杂念、静心专注的手段。儿子、媳妇们当场表示：一定要遵照骆老

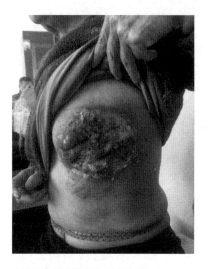
马阿姨晚期乳腺癌被大医院拒绝，
两个儿子背负不孝的骂名

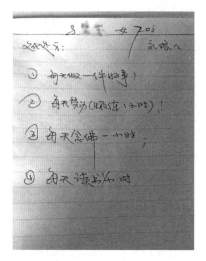
2018年2月5号我开给马阿姨的
文化"处方"

师的医嘱，从精神、物质上照顾好母亲，任劳任怨。半个月后小儿子给我电话：母亲判若两人，参加了当地的老年合唱团，每天上午都在公园唱歌，非常开心，食欲、睡眠、体力、精力都不错，看上去完全像个正常人。

马阿姨的小儿子给我写了三封信：

一

骆老师：

您好！

向您报告一下我母亲最近一段时间的状况。

自从我母亲去桂林找您看病回来以后，心情一直不错，可以说与之前判若两人。用了您开的药，她自身感觉也是有效。逢人便说，您是我们遇到的真正的医生，一位好心的大善人，一位名医。

因为她的病情，她的姐妹、朋友（我母亲有亲姐妹8人）时不时都会问候她一下。于是周围的人都知道她遇到了您，一位真正替病人着想的名医。

再次感谢您在百忙之中给我们带来温暖，解决了我们家的一大难题。您不知道，在去给您看病之前，我们家三兄妹都是背着"不孝"的骂名。说什么老妈病成这样都不带去医院，舍不得花钱，故意让老妈受苦，等等。得到您的帮助，我们家如同长期阴霾笼罩的角落，迎来了太阳的光辉。真的，我母亲之前总是忧心忡忡，有机会就说如果早点去医院做切除手术会怎样怎样，听别人说谁谁谁做了切除手术现在状况怎样怎样，等等。自从给您看过病后，之前的疑虑基本消除了。

最近，她遇到的两件事，更是证明了您的医术精湛。第一件事，春节回老家，一个亲戚知道她的状况以后，告诉说，她有两个同学的妈妈，也是得了这种病，有一位做了切除手术，现在人已经不在了，还有一位坚持没有切除，现在人还是好好的，然后劝她，千万不要去切除。第二件事，是我们家对门的一位女性，很年轻，30多岁。也是得了这种病，早些年做了切除手术，然后现在又复发了，经常痛得晚上睡不着觉。所以，她现在有时间就拿出您的书来看，经常拿书里面的话来开导自己，也相信了我们三兄妹都是为她着想的。

再次感谢您的关心和帮助，您的医嘱，让我们一家人更和睦了，也让我们一家人迎来了生活的美好。

二

一转眼，距去年带母亲给您看病已经过去整整一年了，很感激您给我们一家人带来的福缘，总体情况比去年同期好了很多。也很久没向您汇报我母亲这边的情况了，我认为，最近她老人家身体状况还不错，比以前开朗了许多，只是江山易改，心里面想的事情还是太多，总有操不完的心，但是相对来说，心态已经好了许多，能正视自己的病情。但是病人的心态，您应该是清楚的，她总希望能找到灵丹妙药，让她能药到病除，健康如初。所以我们也只能不断地开导她，让她乐观面对生活和病情。唱歌的活动，她曾经中断了一段时间，因为生的病遭到歌友的嫌弃，在我和其他善良歌友的劝说下，她最近又恢复了唱歌的自信，不用再去听保健品讲座来打发时间了。前一阵子，她也沉溺保健品讲座，非要买人家的保健品，还好，最后还是恢复了理智。

有幸有缘结识骆老师，您给我们一家带来福音。

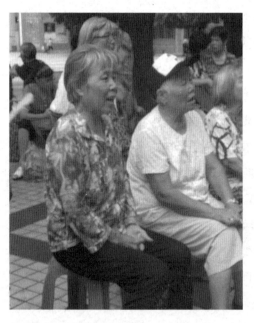

马阿姨（左一）参加老年合唱团，
生活完全自理，非常幸福

文化"处方"

三

母亲患乳腺癌，发现时，已是晚期，痛苦不堪。去各大医院，医生见面不到5分钟，方案出奇一致，切除，放疗，化疗，还大骂做儿女的不孝。我们仨没少受罪，但更不愿失去养育我们的母亲。切除，放疗，化疗，能治愈吗？没有医生打包票。我们家三兄妹对于母亲患病的做法，保守治疗，招致不少非议。

在有缘人的帮助下，有幸结缘骆老师，让母亲面对病情，并且施以援手，诊断，开导，开方……

我们一家有幸遇到了真正的医生，百忙之中，抽出一个上午，

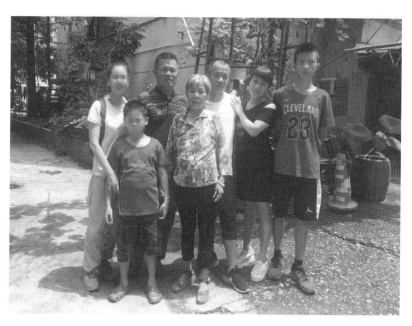

两个儿子、两个媳妇、两个孙子非常孝顺，一家人和谐幸福

给我母亲看病，望闻问切，细致入微，且不收任何费用。按骆老师的医嘱和药方，现在家母心是安定的，体会到了儿女的苦心和家庭的幸福。

千言万语，化作一句，好人一生平安。

点评：

马阿姨一家的故事很感动人，小儿子邓永华是一位人民教师，大儿子是高铁乘务员，一向对母亲很孝顺，兄弟之间为了母亲的乳腺癌到处求医问药，吃了不少苦头，却担了"不孝顺"的冤枉骂名，儿女们由此心情闷闷不乐，久久不能释怀，甚至互相埋怨。好在马阿姨看了《思考文化医学》以后很快振作起来，不紧张、不悲观、不埋怨，积极参加社会公益活动，到处讲儿子、媳妇的好处，兄弟和睦，一家人其乐融融，马阿姨的病情也逐渐缓解，带癌生存，助人为乐。

　　文化"处方"

案例三：执着利益，肝癌复发

2012 年寒假，一位肝癌患者就术后复发问题向我咨询。患者 40 岁，某高校二级学院的副书记，在上海做了肝癌切除手术回到桂林，本以为手术切除了就万事大吉，没想到，不到半年就复发了。经过两个多小时的"话聊"，患者坦言：从上海回来后，他遇到了一件很头疼的事情，他每个月 300 元的职务津贴被同事扣留并私分了，理由是不上班就不能领职务津贴。办公室的同事还振振有词："你去上海治疗三个月，你分管的那部分工作是我们三人替你做了，钱当然归我们。"患者气不过，耿耿于怀，觉得很委屈，心想：人吃五谷，生百病，又不是我故意生病的，况且患这个病也是之前工作超负荷造成的，你们不但不应该扣留我的职务津贴，还应该同情我、补贴我的营养费才是。他越想越来气，终日闷闷不乐，心情特别压抑，但又无处申诉，夜间经常失眠，最终导致肝癌复发。我非常委婉地告诉他："世界上任何事情的发生都是有原因的，你的肝癌复发与郁怒情绪有关，你必须立即化解这种负面情绪，否则，后果不堪设想。"患者非常倔强，表示不服气，一定要往上告，找上级领导理论，总院下发给我的钱，你们凭什么私分。结果，事情闹得沸沸扬扬，劳民伤财，耗时耗神又耗力。不久，患者出现了腹水、黄疸、昏迷等症状，三个月后，命归黄泉。

点评：

这个案例是个悲剧，为了每月300元的津贴，丢了性命，太不值得了。同时，也折射出今天的人际关系太缺乏传统文化教育了，同一个办公室，同事这么多年，怎么一点同情心都没有？孟子曰："恻隐之心，仁之端也。"同情心是做人的基本道德修养，假如大家都有"同事如兄弟"的情怀，不但300元照发，甚至还可以组织科室捐款，雪中送炭，患难见真情，互相拉一把，也许这个患者的病就不会复发。《弟子规》："事诸父，如事父；事诸兄，如事兄。"

在高校发生这样的事，的确值得思考！

案例四：姐弟相"医"

2018 年国庆节，我回了一趟老家。一位远房亲戚找到我，向我诉说：大孙女（7 岁）经常感冒、发烧、咳嗽、不吃饭；小孙子（4 个月）反复腹胀。看了很多医生，还到三甲医院做了核磁共振，医生说是肠梗阻，但是又查不出原因，每一次用泻药可以稍微缓解，过几天又腹胀。一家人互相埋怨，家庭很不和谐。详细询问得知，原来这两个孙子不是一母同胞，大孙女是儿子前妻所生，小孙子是儿子现任妻子所生，姐姐很喜欢弟弟，但是后妈偏偏不让她喜欢弟弟，常常当着弟弟的面打骂姐姐。每一次妈妈打骂姐姐，弟弟都会非常伤心，大哭大闹，甚至几天不吃东西，大人百思不得其解。于是，我告诉这位亲戚，回家以后让你媳妇打个电话给我。第二天，亲戚的媳妇战战兢兢地给我打来电话，我非常严肃认真地告诉她：

① 弟弟的病只有姐姐能治好；

② 每天放学让姐姐背着弟弟出去玩一个小时；

③ 每天表扬姐姐一次，夸她很会带弟弟；

④ 特别嘱咐：你对女儿的态度决定儿子的命运！

这位母亲很聪明，似乎也隐隐约约感觉到了我说的话是对的，于是，发自内心地真诚忏悔，坚决执行。一周以后，弟弟的腹胀明显减轻；一个月以后，腹胀完全消失；两个月以后，姐姐的身体也慢慢好了。全家人无比惊讶！

点评：

这种现象在当今农村非常普遍，只是程度不同罢了，原因是离婚率很高，后妈对前妻的孩子往往有不同程度的歧视甚至虐待。殊不知，孩子还小，还不知道亲妈、后妈的区别，小孩之间有天然的亲切感，姐姐喜欢弟弟天经地义，不需要教育，这是人的天性。《三字经》："人之初，性本善。"可是，这个后妈不懂教育，又有严重的私心，怎么也生不起对前任女儿的爱心。于是，烦恼来了，烦人伤肾，肾阳不足，导致乳汁寒凉，孩子吃了妈妈的寒凉乳汁，最终出现"里寒症"（脏寒生满病）。再者，姐姐无端被打，弟弟岂能视而不见，弟弟生气，表现为腹胀（气逆）；姐姐则因为受委屈，怨恨后妈，忧思伤脾，脾为后天之本，于是，体弱多病，造成恶性循环。姐弟相医，姐弟互补，姐姐带弟弟很开心，弟弟趴在姐姐背上也很安全。但是，很多后妈心胸狭隘，自私自利，又不懂教育，导致很多家庭悲剧，值得我们思考！

附 录

　　《思考文化医学》自出版以来，引起社会各界热烈反响，各级媒体对此多有报道。我们从 300 余篇媒体报道和书评中，精选了 5 篇较有代表性的文章，作为本书的附录，这是《思考文化医学》向《文化"处方"》的过渡，从中我们可以知道，这两书是一个有机的整体。

文化医学三问

文化医学是如何提出来的？

三年前，我们出版了《战胜癌症，从"心"开始——骆老师对话"癌政委"》，结识了得了白血病之后存活时间最长的"世界冠军"——"癌政委"唐影先生，结识了桂林癌友联谊会的会长骆降喜老师。那次，我才知道，癌症不过是一种慢性病，治疗这种慢性病，最大的力量，是患者的"心"力。

在之后的交流过程中，我被骆降喜老师提出的"文化医学"深深吸引住了。

骆降喜，1964 年农历的霜降之日酉时诞生，喜从天降，名曰骆降喜。1981 年，他考上了广西医学院（今广西医科大学），毕业之后，成为外科医生，之后，又成为桂林医学院解剖学的老师。

老天爷和骆降喜老师开了一个很大的玩笑：从 1984 年开始，他陆续得了两种不治之症：重症肌无力（俗称"渐冻人"）和晚期胸腺癌。其间三次开胸、四次转移、一次纵隔放射治疗，服用了数不清的药。后来，科学医学宣布：无能为力。

之后，骆降喜老师求助于中医，求助于传统文化。科学技术无法深入到内心世界，"以文化心、借心化病"成为救命稻草。天命幽深，骆降喜老师以文化为矛，和病魔进行不屈不挠的、反复的斗争，数次从死亡线上逃出来，数次死里逃生，并逐步恢复到和正常人一样，上班，生活，做公益。

作为医生、大学老师，骆降喜老师还常常为他人诊病、治病，且不收分文。1991年，他进入桂林市抗癌协会。2008年在桂林的黑山植物园，开设"文化医学"大讲坛，在每个月的第一个周六上午，常年义诊，风雨无阻。以菩萨的心态，"但行好事，莫问前程"。他的行为感动了很多人，蒋文明先生是其中之一。蒋先生在本书的序言中，将骆老师治病归纳为三步："话疗""体疗""药疗"。话疗为主，平和亲切，不厌其烦，打开心结；配合体疗，太极、瑜伽、禅步、劳动，以实其体。药疗仅为辅助，且反复嘱咐："不改心性，吃药无益。"

这个平凡的人，谱写了很多不平凡的传奇：他用文化治愈了很多疑难杂症。书中记载的几个医案，堪称世界奇迹。

"文化医学"，平平淡淡四个字，是骆降喜老师身体力行，知行合一，用生命的泉水，用三十多年的时间，酝酿出来的。

文化医学是什么？

谈"文化医学"，我有时会感到困惑：这个概念，和"医学文化""医学人文""人文医学""中医"有什么不同？

医学文化、医学人文，关注的重点，在于文化、在于人文。即医学是文化或者人文的组成部分。"人文医学"，有概念、有著作、有稳定的内涵和外延，从文艺复兴谈起，铺陈科学发展历程，探讨人文和医学的交叉：从医学和宗教的共同起源，到医学和美学的结合发展，再到医学道德、目的、医疗危机，等等。至于中医，与西医是一个并列概念。也有人（比如冯友兰先生）认为，中医代表传统医学，西医代表现代医学。本质上而言，中医以阴阳五行作为理论基础，使用多种治疗手段，使人体达到阴阳调和。

文化医学，即文化是医学的组成部分。文化可以防病、治病，治大病。甚至，可以救命。

文化是一个很宽泛的概念，这里的文化，主要是价值文化。当今很多疾病实际上是价值文化不当造成的：世界上第一大生意是军火生意，世界上第二大生意是毒品，前者搞死别人，后者搞死自己。16—36岁的年轻人死亡原因的第一位，是自杀。早在1828年，瑞维耶·帕里斯就有这样的论断："自慰是暗中攻击并毁灭人类的灾祸之一。我认为，若论对人类的危害，瘟疫、战争、梅毒或一大堆其他类似的灾祸都比不上这种致命的恶习。"

可以说，不正确的价值观造成身体的灾难、人类的灾难。正确的价值观，不但可以治疗疾病，还可以治疗世界。正是从这个意义上说，文化不但是医学，而且是医学的方向。

当下的主流医学是"科学医学"。文化医学和科学医学一道，组成了完整的医学板块，共同服务于人类的健康。

文化医学价值何在？

文化医学能够解决人类健康中的主要矛盾吗？开始的时候，我很怀疑。

从哲学的角度看：内因是事物发展的根据，是第一位的原因。

外因是事物发展的外部条件，是第二位的原因。内因决定外因，外因通过内因起作用。在医生和病人的关系中，能够起决定作用的，是病人，不是医生，所谓"我的健康我做主"。

对于患者而言，病之名虽同，病之因各异。病莫大于心病，哀莫大于心死。解铃还需系铃人，心病只有心药医。万法唯心。佛、菩萨为大医王，并不是说佛会手术刀，而是说佛、菩萨能"照见五蕴皆空，度一切苦厄"。《圣经》亦云："喜乐的心，乃是良药"，"忧伤的灵，使骨枯干"。

我国去年到医院就诊的人数，达到了 77 亿人次。病人很痛苦，病人很可怜，其实，很苦、很累的，还有医生，还有病人的家属。如此繁重的医疗工作，降低了整个社会的幸福指数。

我相信，健康的人理解了文化医学，学会治"未病"，类似于"不战而屈人之兵"，健康吉祥，成为上上之选，成为社会的骄傲。

我相信，亚健康或者患有慢性病的读者（即使是有病，80% 是慢性病），理解了文化医学，理解疾病其实就是一个提醒你注意生活节奏的朋友，心能转物，一切和谐。

我相信，患有急症难症的朋友，理解文化医学，理解心的力量依然是决定性的。我们熟悉矛盾论，外因通过内因起作用，从而"度一切苦厄"。

这里，丝毫没有反对科学医学的意思。正是因为科学医学从业者的努力，人们的幸福指数才有很大提升。该书的前言，引用了全国政协副主席、中国科学技术协会主席、九三学社中央委员会主席韩启德院士 2014 年 5 月 24 日在第 16 届中国科协年会上的讲话："医疗对人的健康只起 8% 的作用。"正是从这个意义上说，我们需要在医学上破除"唯科学主义"，认识到在文化医学和科学医学的比较之中，文化医学，是医学发展的主要矛盾，决定着未来医学的发展。也许，正是因为这样，北京大学楼宇烈教授看了《思考文化医学》的书稿之后，欣然题写了"文化医学"四个字。

姜草文

（原载《中华读书报》2018 年 01 月 03 日 06 版，有删改。）

文化"处方"

广西师大社《思考文化医学》引热议

看病难、看病贵成为当下困扰民众的普遍难题。除了依赖医学治疗外，是否还有其他方式能让民众在某种程度上实现"自疗"？2018年一开年，广西师范大学出版社就在北京涵芬楼、北大博雅国际酒店连续举办了两场《思考文化医学》分享会。分享会上，资深外科大夫、桂林医学院解剖教研室老师、《思考文化医学》作者骆降喜为读者、嘉宾乃至医务工作者介绍了"以文化心、借心化病"的文化"处方"，提出了与科技手段不同的自然医疗的道路。凤凰网国学频道直播关注人数达17万（至发稿时），引发广泛关注和热议。

沿着文化做医学，是广西师大出版社的长处。《思考中医》《走近中医》《战胜癌症，从"心"开始——骆老师对话"癌政委"》等图书都小有名气。在《思考文化医学》中，作者骆降喜讲述了他的经历和彻悟，以及在治病救人过程当中的几个典型案例。骆降喜的人生经历可谓"跌宕起伏"：本来出身中医世家，却去学了西医，20多岁时身患癌症合并肌无力（俗称"渐冻人"），此后经历了三次开胸、四次转移、屡战屡败。走投无路之时，作为一名外科医生、解剖学老师，骆降喜潜心研究国学经典，彻悟生病之因，认识到"治心病"才是治病的根本。此后，通过"文化医学处方"进行自救并救助他人，和病魔进行不屈不挠的、反复的斗争，为身患不治之症的病人带来了福音和转机。

何谓"文化医学"？骆降喜在书中说道，大凡治病无外乎两种力量，一是"内力"，一是"外力"。所谓"内力"，来自人们内心的精神力量，是与人生观、价值观、世界观、生死观紧密联系的，是与文化有关的力量，这就是文化的医疗功能。所谓"外力"，着重于被动接受的各种治疗，比如手术、药物、放疗和化疗等。骆降喜治病总是先通过"话疗"，打开心结，寻找病因，治疗心病；再开瑜伽、太极等"运动处方"，进行"体疗"，最后才是"药疗"。骆降喜主张从文化层面反思医学，寻求医疗的新思路、新方法，突破医疗唯科技论的思维，指导患者树立正确的人生观、价值观、生死观，将文化化为医疗的力量，让文化具有医疗的功能。

《思考文化医学》的总策划、广西师范大学出版社集团总裁姜革文告诉记者，之所以决定出版该书，一是该书作者用文化作为处方治病，尽管古已有之，但是，明确地用文化"处方"这个概念表达出来，还是第一次。文化能够防病、治病，"文化医学"作为概念提出来，也是第一次，有创新意义。二是该书作者已经有了大量的实践案例。骆降喜老师是学西医的，做过外科医生，做了20多年的解剖学的老师，几次死里逃生，就是依靠文化的力量治愈自己的，并且不断治愈了很多人。该书通俗易懂，用文化作为手段，又有过硬的基础学科作为支撑，可信、可行。三是文化医学可以减轻医生的压力，提高治疗效果，无疑是值得传播的。

在姜革文看来，《思考文化医学》的亮点在于有丰富的案例。

中国社会科学网
www.cssn.cn 中国社会科学院主办
中国社会科学杂志社承办
2019年6月24日 星期一

关注 | 专题 | 要闻 | 国际 | 学人 | 智库

首页 >> 读书 >> 副刊

关注生命健康

广西师大社《思考文化医学》引热议

2018年01月16日 10:10 来源：中国出版传媒商报 作者：李允

字号 ａ ａ ａ

打印 纠错 分享 推荐

"现代医学认为，膜性肾病是治不好的，更不要说膜性肾病的人能够怀孕生子了，而文化医学改变了这个观点。"文化可以防病、治病，甚至可以救命。这里的文化，指狭义的文化，包括但不限于中国的传统文化。可以说，文化医学和科学医学一道，组成了完整的医学板块，共同服务于人类的健康。

"出版这本书，最重要的一点是希望能够引起读者的反思。反思之后，对自己认定的道理，做到知行合一。希望普通读者，还有医学院的老师、学生阅读这本书，知道将来治疗的顺序：话疗、体疗、药疗。健康中国，用什么办法能够最有效、最便捷地达到我们的目的？那就是从文化入手，让文化入心。"姜革文希望每一位读者都能从《思考文化医学》这本书中有所受益。

"骆降喜老师的文化医学，当下尚不完备，还有很多地方需要发展、需要完善。骆降喜老师本身、骆降喜老师用文化'处方'治愈的患者，所构成的总体数量还不够大。但是，我看到了曙光，看到了突破，"姜革文补充道，"今后，广西师范大学出版社还将出版骆降喜老师文化医学的更多案例集。"

⬤ 读者说

文化力量比想象的大

蒋文明：《思考文化医学》让我们思考，在当今这个时代，由于过分地将心向外求、过分地追求物质、过分地跟随物欲而流转，我们迷失了方向。就拿治病来说，我们自己生了病，没有办法；父母生了病，我们把他们送到医院，也就心安理得了；孩子生了病，我们半夜起来，将孩子送到医院，看起来也尽到了父母的责任。但实际上，我们真的是没有办法。为什么？因为我们忽略了从内心去找原因，人有过，才有病。如果不从心上进行反省，仅在医疗上用功夫，就像一条河流，它污染了，你不去源头治理，只顾着在下游打捞，再忙也是没有用的。这本书不但给我们指引了治病的方向，引领了人生的方向，同时矫正了我们的三观，有利于培育社会主义核心价值观。这本书不但能治病，而且能治心；不但能治一个人的病，而且能让一家人更和谐，治一家人的心。

林海婴：骆降喜老师在《思考文化医学》提到，"以文化心，借心化病"。我个人认为这是文化医学的一个核心思想和内容。在书中，骆老师特别提到"以文化心"的"文"是指传统文化。化的是什么心呢？是我们贪嗔痴慢疑的这一颗心。生活当中充满着各种各样负面的情绪，这些负面的情绪让我们的心乱了。加上现在是一个物欲横流的时代，科技飞速的发展使得人们在这种快节奏的生活当中，失去了一颗安静的心。失去了对自己内心的关照。《黄帝内经》告诉我们：心主神明。所以骆老师告诉我们，安心为治疗之本。通过学习传统文化，就可以让我们那颗浮躁的心找到方向，找到生活的根本。当我们的心安静下来，我们的病，就可以慢慢得到治愈，这就是"借心化病"。

于兰：癌症患者在治疗的过程当中，靠什么引导恢复呢？不能光依靠药物，还应依靠自己，方向很重要。古人说，道在低处。很多时候，我们会选择相信高端的医学技术，却忘记了自己本身，正常人每天都会产生癌细胞，然后再由免疫机能去把它吞噬掉，这种战斗无时不刻不在人体中进行着。这一机能才是战胜癌症的根本，现在我们越来越倾向于向外界求助，却忘记了自身的免疫系统这一强大的功能。骆老师告诉我的是，我们每天坚持锻炼，养成良好习惯，这就是"靠自己"。我的父亲是一个慢性病患者，患有糖尿病，他接受了骆老师的治疗观念，现在恢复得非常好。

周思：很多时候我们借助于科学技术的治疗，并不见得有效。也就是说，借助外部的手段，只是一种辅助，最重要的还是要从病人内心去寻求自身的帮助。心安、心静，才能够置身内部世界，利用自身的力量和智慧，治病救己。人的精神世界总在相互对抗、相互矛盾的状态下，怎么可能借助外部力量来解决问题呢？也就是说，内部问题没有解决，外部办法再多，都始终不能解决内部的纠结。另外，我也反复翻看了骆老师这本《思考文化医学》，他反复强调正心、修心、养心。正心，是纠正的过程；修心，是一个成长的过程；养心，是我们要在成长过程中逐渐沉淀和形成良好的习惯，在养心的过程中，把自己的能量、福祉加深，我们才能更加受益。

李允

（原载于中国社会科学网 2018 年 1 月 16 日）

文化"处方"

《中医药文化》系列第五次讲座

6月13日下午，《中医药文化》系列第五次讲座在上海中医药大学国际教育学院三楼报告厅举行。华盛顿大学 Sean Bradley 博士及桂林医学院解剖学教师、《思考文化医学》作者骆降喜分别做主题演讲。广西师范大学出版社集团有限公司总裁姜革文、上海中医药大学科技人文研究院院长王键和近百名师生参加了本次讲座。

来自华盛顿大学的 Sean Bradley 博士，在美国华盛顿从事自然医学诊疗、武术及健身指导工作，长期致力于丝绸之路上的中医药与《肘后备急方》等古典医籍研究。其演讲题目为"拆解古老的处方——葛洪在《肘后备急方》里所使用的药物及方法"。通过采集正史、医学文献及其他各种文献对《肘后备急方》的急救内容及书目来源进行整理，研究其中作者、校订者及评注者与书目的关系，并对其急救方法进行溯源，研究历史文献中对《肘后备急方》的记载和评价，在一定程度上厘清了《肘后备急方》历史版本及变化。

骆降喜老师以自身癌症康复和临床治疗癌症的经验出发，分享了癌症治疗中调整"心"对疾病恢复的作用，并以实际案例诠释了疾病进程中的"阴阳"转化，介绍了具有"文化医学"特色的"心灵处方"与"运动处方"。此次讲座的目的也在于传播"文化医学"

《中医药文化》系列第五次讲座

中医药文化杂志　2018-06-21

的理念："文化医学"根植于患者的内心深处，患者在感受到文化教化后，能有所觉悟，并下决心改变自己，养成良好的生活习惯，从而治愈身体疾病。这是一种内化的力量，是患者主动寻求的，也是"文化医学"的一项重要内涵。与会学者、学生与骆老师充分交流，同时也对疾病治疗中所谓"阴阳和谐"的观念有了更深层次的理解。

为了让更多人从中受益，骆降喜老师又将自己的经历整理成书——《战胜癌症，从"心"开始》《思考文化医学——一位大学老师带癌教书30年的传奇人生》，系统而全面地展示了他30年患癌、治癌的历程。

讲座之后，上海中医药大学科技人文研究院王键院长做了精彩点评，对骆教授"文化医学"思想给予了高度的评价。王院长从《黄帝内经》"静则神藏，躁则消亡""苍天之气，清静则志意治"等经文的深刻内涵展开，精辟论述了自然和社会两方面解读"天人相应"和整体观在医疗实践中的重要价值。对于疾病的发生，不仅要重视其外在的致病因素，更要关注人体内在的生态环境变化，尤其是精神心理层面。而作为一名医生，临床上不能只看到"疾病"本身，还要看到一个完整的"人"，更要看到整个社会环境，一定要重视与患者的精神层面交流，抓住疾病的根本。最后王键院长指出：中医学蕴藏着中华传统文化的精髓，不仅是治病的医学，亦是文化的医学和哲学的医学，在学习中医的过程中要不断去理解和感悟中华文化的博大精深。

（原载于《中医药文化杂志》2018 年 6 月 21 日）

读懂阴阳，从"心"做人

　　每个人的生命都会有波折起伏，也都免不了生老病死的冲击。但不得不说，有些人的生命似乎充满了更为剧烈的考验，并最终成功地书写了令人赞叹的生命奇迹。桂林医学院老师骆降喜就是这样一个生动案例，他把自己活成了疾病疗愈和超越人生困境的教科书典范。

　　骆降喜自大学时代起，就饱受重症疾患的折磨，曾患重症肌无力（"渐冻人"）、胸腺癌长达33年，在第四次开胸手术后仍然面临癌症复发转移。死神近在鼻尖之时，骆降喜决定接受命运的苦涩礼物，不再反抗癌症，而试图与癌症和平共处。他在静思冥想中与病痛"对话"，并逐渐解开了一个个心结，忏悔自己的过错，并原谅他人的伤害。而不可思议的是，随着这些心结的释放与解开，他的癌症也不再对他的生活造成影响，奇迹般地开启了健康的带癌生存之路。之后，他对"人的情志状态对健康的影响"这一课题产生了兴趣，潜心阅读《黄帝内经》《论语》《中庸》等传统经典，修习太极拳，并利用空余时间与众多癌症病人交流。他在桂林某公园一角办了一个"相约星期六"联谊会，多年来一直义务为全国癌症患者缓解病苦，给他们开免费的"心药"，为无数家庭带去重生的喜悦。2017年，骆降喜提出"文化医学"的概念，呼吁人们在寻求科技治疗的同时，更要懂得自救，从自身的家庭、工作环境出发，调整

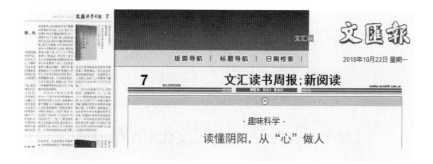

文汇网

文汇报

2018年10月22日 星期一

版面导航 | 标题导航 | 日期检索 |

7   文汇读书周报:新阅读
021-62232222   WEN HUI BAO   wenhui.news365.com.cn

·趣味科学·

读懂阴阳,从"心"做人

心态,寻求一种健康积极的生活方式,从而更好地战胜疾病。

在这本《思考文化医学——一位大学老师带癌教书30年的传奇人生》中,骆降喜分享了调整"心"对康复的作用,并以实际案例解释了疾病进程中阴阳的转化,介绍了具有"文化医学"特色的"心灵处方"与"运动处方"。"当一个患者感受到文化的教化作用,能发自内心地觉悟之后,便会下决心改变自己,从而养成良好的生活习惯,而这正是病症能否痊愈的关键因素。"骆降喜说,"当代社会的慢性病越来越多,这都是因为人们的心生病了。人的精神力量在医疗中的作用千万不可忽略。"

文化与中医密不可分,互相促进;读懂阴阳,从"心"做人——骆降喜的新书和实践案例,为人们展示了一条更为温和灵敏、更接近医学本来面目的健康之道。今年夏天,骆降喜在上海中医药大学与美国自然疗法专家、华盛顿大学的 Sean Bradley 教授做了一系列深具启发的中西医学对话交流,他的"文化医学"理论正在更大的医学范围内引起人们的共鸣和思考。

艾吾瑾

(原载于《文汇报》2018 年 10 月 22 日)

《思考文化医学》：见证文化的医学力量

4月15日，广西师范大学出版社《思考文化医学》漓江书院分享会在南宁举行。在分享会上，该书作者骆降喜老师以自己的亲身经历以及大量的真实案例，阐述了他从传统文化中寻求到的治病的理念，以及对文化医学的思考与感悟。

何谓文化医学？"文化医学就是告诉人们要树立正确的价值观，要做到正心、修身，要用乐观、智慧、感恩的态度去面对生活。"骆降喜老师在书中具体阐述道，大凡治病，无外乎两种力量，一是"内力"，一是"外力"。所谓"内力"，来自人们内心的精神力量，是与人生观、价值观、世界观、生死观紧密联系的，是与文化有关的力量，这就是文化的医疗功能。所谓"外力"，着重于被动接受的各种治疗，比如手术、药物、放疗和化疗等，依靠的是技术的力量。在作者看来，很多疾病没有治好，其实是因为背后的"心结"没有打开，而文化医学直指人心，从根上治疗人们内心的疾病。作者在书中还列举了大量医案，强调了文化医学"以人为本"的原则，在医生的面前，治疗的对象首先是人，其次才是病人，要把人当作一个温暖的生命体，而不是当作技术的治疗对象，人的精神和身体都是需要照料的。这一理念，正是"文化医学"的核心。

文化"处方"

《思考文化医学》:见证文化的医学力量

2018年04月16日15:13　来源:人民网-广西频道

 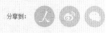

病从心治,求医的同时,更要自救。

　　骆降喜老师1964年出生于广西临桂,毕业于广西医科大学,现供职于桂林医学院人体解剖教研室,也是桂林医学院"人文医学"课题组负责人。1984年,骆降喜被检查出患有前纵膈肿瘤合并重症肌无力,同年进行开胸手术。平常人哪怕只得了其中一种病症,差不多就已经被判了死刑。然而,骆老师却从死亡的边缘挣回自己的性命。1991年,骆老师旧病复发,再次接受开胸手术和放射治疗,手术伤口长达40厘米。1999年,病情第三次恶化,开胸手术的同时还切掉了右侧的一根肋骨。但是病情并没有像预期的那样好转,反而出现了一系列术后综合征。正是在这样的情况下,骆老师毅然出院,转而寻求中医,大量阅读传统经典著作,潜心研究,开始了他带癌生存之路。文化帮了他的大忙,给了他新生的机会,让他在自身的经历和实践中不断思考,并惠及更多的人。

　　在《思考文化医学》一书中,没有惊天的大道理,有的却是这样惊心动魄的医案。用文化的力量与疾病抗争,是骆老师患癌三十余年，在经历了健康与病痛、抗争与希望之后的领悟。广西师范大学出版社集团总裁姜革文表示，文化医学它相对应的是科学医学，文化就是治病的手段和方法，这就会非常凸显文化的价值。这样一个概念的提出，它是具有开创性和时代意义的，文化医学未来一定会大放光彩。

广西师范大学出版社自出版《思考中医》以来，一直致力于医学文化类图书的出版，策划出版了《走近中医》《治病书》《民间良方》《民间验方》等一系列中医文化图书。这次出版的《思考文化医学》，可以说是该社一贯关注人本、民生的延续。与《思考中医》不同的是，《思考文化医学》更多地从文化层面反思医学，从人的精神净化着力，指导患者树立正确的人生观、价值观、生死观，将文化化为医疗的力量，让文化具有医疗的功能。

凌冬

（原载于《人民网》2018 年 4 月 16 日）

《思考文化医学》新书分享会到场嘉宾听众发言精选

甄荣（中国抗癌协会康复会秘书长）：

很高兴今天在这里和大家相聚，共同见证《思考文化医学》这本书的出版。以往提到癌症，人们的脑海里，通常会将癌症与死亡画等号，但是今天，《思考文化医学》的作家骆降喜先生，以他30多年抗癌经验告诉我们，癌症并不可怕，它是一种慢性病，只要在治疗上选对了方向，就有可能治愈。

我们中国抗癌协会癌症康复会成立于1990年，在大陆除了西藏以外的所有省、市、自治区全部都有癌症康复组织，会员近30万人。27年来，我们始终坚持科学抗癌、群体抗癌，取得了突出的成绩。无数的事实证明，癌症并不可怕，只要有一个良好的心态，相信科学，树立信心，癌症是可防可治、可以康复的。

骆先生曾是一位外科大夫，现在是人体解剖学专业老师，他二十几年前被查出罹患胸腺癌、重症肌无力，凭着中国传统文化的力量，在生死之战中摸索出来一套文化治病的新思路、新理念、新方法。他不但存活下来了，而且依然健康地奋战在教学的第一线。今天，骆先生将其抗癌经历以及他帮助患者的医案、他对文化医学的感悟，编写成了《思考文化医学》。可以说，这本书是一位带癌生存的大学老师对生命文化的解读，是一位外科医生经历三次开胸手术后对现代医学的思考，是一位渐冻人，死里逃生，对文化医学深度的思考。

癌症已经成为全社会普遍关注的问题，癌症人群也趋于年轻化。报告显示，每天约有1万人罹患癌症，每分钟有7人被确诊。如何治癌？骆老师以亲身的经历告诉我们，癌症不能急于求成。在配合医生治疗的同时，患者要反思这个病是怎么得的，要把心放下来，不断地修正自己，并且积极锻炼，保持乐观的心态，改善自身的代谢环境，提高肌体的免疫机能。

今天，借这本新书发布的机会，我希望读者们能够从这本书中得到启发，重新认识传统文化的医疗作用。

最后，预祝《思考文化医学》出版发行圆满成功，谢谢大家。

覃迅云（民建中央人口医药卫生委员会副主任、中国民族医药学会瑶医分会会长、北京瑶医医院院长）：

骆降喜老师讲的文化治癌、文化治病，我非常认同。这是老祖宗的大智慧，更是我们传统优秀文化的大智慧。我长期以来都是在治癌症一线上，见了太多的癌症患者，医院里一号难求。患者越治越多，说明我们治不好病。我们什么病能治好呢？什么病都治不好。明明高血压，治完还是高血压，明明糖尿病，你治疗一辈子还是糖尿病并发症，明明冠心病，最后还是死于冠心病。我们治的是什么病呢？是把患者治好了，还是把患者从小病治成大病了？我们未来的方向在哪里？所以今天，骆老师解决了一个方向问题，方向比努力更重要。

我来自大瑶山，我家是祖传世医，我是覃氏瑶医第13代传人。据我所知，瑶族人的健康基本靠自治，很少依赖医院，最后无疾而终。

一说到癌症，患者思想上就有沉重的包袱，心里有压力，精神上受了重伤，经济上有负担，这恐惧能活活把病人压死。所以骆老师今天讲的话题，我认为是攻克癌症的方向。只要方向对了，一切都能解决。

一定要文化复兴，文化自信，还有从我们中医来讲，更应该自信，作为医生来讲，一定要自信，在关键时候，要给每一个人以生的希望。

癌症就是一只纸老虎，它就是把我们吓着了，它就是一个慢性病。我们得糖尿病不害怕，得冠心病还不害怕，唯独得了癌症，会恐惧得要死，其实都是恐惧害死的。这个观念一定要改变，如果我们这个认知不改变，这才是真正的最大的疾病的祸根。所以今天，骆老师跟我们上了一堂非常好，很有意义的课。

魏兴德（北京瑶医医院大外科主任、北京协和医院原外科主任）：

我是一个资深的外科教授，我今天听了骆医生的讲话，感受很深，我拿手术刀拿了53年，我当医生的年龄与骆医生的年龄相同。在七年前，我放下了手术刀，立志瑶医，拜倒在传统医学脚下，不开刀了，当医生了，用中医的办法治病救人，亲眼见证一个个癌症晚期患者康复，这让我最终醒悟，我曾经引以为傲半个多世纪的行医经历，竟然是没有抓住要点。所以骆老师刚才讲"文化医疗作用妙不可言"，我感同身受。

现场听众（女性，从事医学影像专业）：

今天是第一次接触文化医学，特别感恩，也特别感谢您的分享。因为全世界都在寻找治疗癌症、攻克癌症的方法，我真希望这是一个新的方向。我也是一名癌症患者，半年了，我也算治愈了。我患病的事一直没有告诉家人，我怕他们承受不了，然而今天在这里，我特别着急想要跟大家交流，也有很多问题想问骆老师。

我患的是肺癌，转移到子宫病变，医生建议我切除，我不愿意，我都还没有小孩。治疗了好几年，都没有大的效果，从最初的紧张、害怕，最后索性放下了，放松了，回归到传统，改变了我很多不良的习惯，直到今天我临床检查没有再发现癌细胞，我相信我应该是痊愈了。我可以说是"无意中"把自己的病治好了。我虽然没有系统地研究文化医学，但是我走的路子和文化医学的理念一样。所以我希望分享给大家，希望大家一定要认可这个观念，我确实是受益者，所以今天听您讲文化医学呢，就是感触特别深，也特别有共鸣。

2018 年 1 月 6 日，北大博雅堂

跋（一）

我是"文化解剖"最大受益者

2005年，我研究生就读于广西师大生物系，毕业分配到桂林医学院人体解剖学教研室工作，有幸与骆降喜老师成为同事。教研室主任专门找我谈话，并给我布置三个任务：第一，由于我的教学和临床经验不足，科室指派骆降喜老师为我的指导老师，让我早日成长；第二，骆降喜老师是一个晚期癌症病人，让我尽量多照顾他；第三，"监视"他，因为骆老师曾因癫痫发作三次摔倒在讲台上，一旦发现他有发病迹象，我要立即向科室汇报。时至今日，前两项任务我光荣地完成了，只有第三项任务，我始终没能完成，因为2005年至今，骆老师的癫痫从未再发病。

与骆老师共同执教走过十四年，我无疑是非常幸运的，在我的成长过程中，骆老师于我，是同事、是朋友、是长辈，更是人生路上难得的指路良师。十四年里，我始终和骆老师共同执教一个班级，可以说我见证了一个全身转移的晚期癌症并"渐冻人"、癫痫患者高质量的生活与工作。或许看过《思考文化医学》的人都有感觉，太不可思议了，无不赞叹骆老师是"传奇人物"，但是骆老师却始终认为：他的"康复"其实最为简单、平常，没有什么特别的地方，只不过是中华优秀传统文化的医疗作用再一次得到印证而已。

在教学上，十四年来，我见证了一名优秀教师在讲台上循循善诱地培养并帮助学生树立"格物、致知、诚意、正心、修身、齐家、治国、平天下"的家国情怀，"国家兴亡，匹夫有责"的使命担当。最初，在应试教育下长大的我并不认为骆老师在课堂上传播中华优秀传统文化会对提高教学质量有益，因为课堂的时间是有限的，给学生讲解专业知识尚且不够用，哪来的时间讲专业以外的"废话"，这样的教学肯定会影响教学质量。但是由于我刚刚参加工作，人微言轻，不好给骆老师提建议，何况他还是我的带教老师，所以我就坐在教室的最后一排，昏昏欲睡。有时候下课了骆老师还"拖堂"，津津有味地讲国学，我心想："怎么还不下课，我还约了朋友吃饭呢，迟到不好（那会我正在和我家先生谈恋爱）。"但是，一想到主任布置的那三项任务，再看看教室里听得津津有味的学生，我只好硬着头皮坐在后面，骆老师的话从左耳进，然后又从右耳出，再然后……一学期下来，就这样，听着，听着，不知不觉，我居然发现我的听课记录本上居然详细记录了骆老师上课所讲的内容，居然全部都是我之前认为最没用的"废话"。恍然间才发现，不知道从什么时候开始，我也变成教室里津津有味听课学生中的一员，很多时候居然连下课铃声也听不到了，甚至在宣布下课后还不愿意离开的人员中总是有我。更令我没想到的是，骆老师推广的"文化解剖"居然还提高了教学质量，每一学期的学生学习成绩分析，骆老师和我所带的班级，平均成绩居然都在全年级名列前茅。

骆老师总有举不完的生活例子，既把课本上的难点、重点讲透，又风趣幽默，还富含哲理，他常常告诫学生"君子谋道"。他的课堂常常掌声不断，他常说："医生是小老师，老师是大医生。"利用解剖学课堂直面死亡的特殊性，他教育学生要参透生死，学会尊重生命，从尊重"大体老师"开始引导学生去尊重自己的父母、亲人，去尊重老师、同学，最终学会尊重病人；他教育学生做人要学会"自省"，"君子求诸内"。从解剖学课堂解剖一根根神经、血管开始，引导学生剖析自己为人处世的不足，学会真诚地赞扬他人的优点；他教育学生要学会谦卑，不仅在提高医术上下功夫，还要做一个具有宽广胸怀和品德高尚的人，要修习"医道"最终做到"道术合一"；他告诫学生要学会处低，因为道在低处，"医道在世间，不离世间觉"，通过生活中的仔细观察，真正认识疾病的源头，敢于质疑教科书的内容；他教育学生不仅仅要学会关注病，更要学会关注生病的人。

当下，高校教师的职称评定和工资奖励机制注重科研课题、SCI 文章与各种获奖经历，以至于不少老师无心教学，得过且过，疲于应付。骆老师常常教育我"君子务本，本立而道生"，一个合格的教师不要忘记自己的本位——传道、授业、解惑，要对每一位学生负责，骆老师还非常郑重地提出了"教学生一次，管学生一世"的崇高教育理念。

在骆老师的指导与培养下，如今我也和他一样成为桂林医学院的优秀教师，成为人体解剖学教学的顶梁柱，成为"文化解剖"教学改革的忠实"粉丝"。而骆老师与我共同组成的带教组合，常常被学生们称为桂林医学院最受欢迎的"黄金搭档"，得到了学生们的广泛好评，学生们都以能进入我们的"文化解剖"实验室为荣。

回想我的成长历程，亦是我见证骆降喜老师在一线教学中推广

"文化解剖"教学改革的历程，其间，我从一个刚走出校门的学生，转变成一个成熟的人民教师，并经历了为人妻、为人母的过程。受益于"文化解剖"的不仅是一届又一届学生，我也是"文化解剖"最大的受益者，因为十四年的耳濡目染，如春风化雨，润物无声，深入骨髓。非常感恩骆老师的指引和谆谆教诲！

桂林医学院于兰副教授

2019 年元旦

文化"处方"

跋（二）

跟师三年的深切感悟

我至今还非常清楚地记得第一次听闻骆老师的大名是2015年暑假，在添福楼老总黄小莎女士家里。那天晚上，我去拜会黄总。她笑眯眯地告诉我："我访到一位高人，是桂林医学院的老师。他的人生真的是非常传奇，我准备请他来添福楼做讲座。"紧接着，黄总讲述了骆老师的几个故事，这几个故事牢牢地抓住了我的心，让我情不自禁地对骆老师升起崇敬之心。盼望能早日见到这位神奇的高人。讲座终于盼来了，骆老师当堂一课，从天道到人道，从灵魂到肉体，从阴阳到夫妻，侃侃而谈。听完讲座，心里只有两个字：佩服。从此，我就成了骆老师的忠实粉丝。只要有骆老师的讲座，我一定在场。那时骆老师并不认识我。

人生是非常奇妙的，现在回头想起来和骆老师真是有缘。由于自身身体欠佳，我抱着试试的态度请骆老师看病。没想到骆老师一口答应了。那天天气很冷，我没有在约定的时间准时赶到，但骆老师非常慈悲，顶着寒风在黑山植物园等我。现在回忆起来真是非常愧疚。凡找骆老师看过病的朋友都知道骆老师看病的第一件事就是"话聊"。当我讲述完自己的病情，骆老师一针见血地指出："有病就有过，改过就病好，你要反思自己的行为。"这几句话直插我的心扉，当时的感觉无法用语言描述。我只记得听完骆老师的话后泪流满面。接着，骆老师给我开了一剂文化"处方"："每天做一件好事，处事谦卑，在家里不要老想做老大。"我丈夫在一旁听后特别开心，咧着嘴直乐。因为在我们家里，我确实总是做老大，我说了算，大事小事都管，心力交瘁。通过这次看病的经历，我深深地体会到文化医学的魅力。

在跟随骆老师的这三年中，我目睹了文化医学在他本人和患者身上多次出现奇迹。这些患者通过文化医学"处方"，先治愈了"心"，而后才治愈了病。

下面我想谈谈自己的一些粗浅认识。

一、时时关照自己的念头，做一个明白人

文化医学的核心——以文化"心"，借"心"化病。那么这个"心"是什么呢？此心即为你的念头。在践行文化医学的过程中，一定要关照自己的念头。骆老师在不同场合多次提出：好的念头即是太阳。回想起来，在我第一次找骆老师看病的时候，他已经告诉了我人体自我修复的巨大秘密。但在当时刚刚接触文化医学，还懵懵懂懂，不是特别能够理解。随着和骆老师三年的相处，渐渐地悟到了其中的玄机。在看病话聊的过程中，骆老师开的第一个文化医学"处方"往往是要求病人每天做一件好事，这个好事可大可小，可以是说一句赞美的话，或者是看到别人有困难搭把手，也可以是随手捡地上的垃圾。别小看这个文化医学"处方"，它的力量却相当巨大，因为做一件好事就是要你提起好的念头。当好念头产生时，你的自愈系统开始启动，你体内的太阳开始发光，阳气开始升起，

我们的身体是要靠阳气支撑。阳气有了，寒气自然慢慢被化掉。但如果我们内心充满恼怒、怨恨、烦的时候，寒气、湿气会越积越多，身体没有了温暖，疾病渐渐在我们体内筑巢。由此可见，我们的念头非常重要。拿我本人来说，当我身体不舒服时，我会自查自己前段时间的行为，自问自己这段时间是不是自私自利了，是不是老在怨天尤人，是不是太焦虑了。找到情绪的开关，马上进行自我调节，身体的不适会很快消失。由此可见，文化的医疗力量是真实不虚的。

二、知行合一

王阳明提出的"知行合一"，用在骆老师的文化医学中恰到好处。骆老师每个月的第一个周六都会在黑山植物园讲课。讲课内容丰富，非常实用，对每个人的生活和健康都有很好的指导意义。在讲课时，骆老师会不厌其烦地告诉大家要有一颗公心，要替对方着想，要有感恩之心。骆老师本人就是一个生动的例子，为协会、为病人无私奉献，不要一分钱，还反倒把所有稿酬捐献出来给"相约星期六"癌友联谊会。表面上看，吃亏了；实际上，用骆老师的话讲："我赚大便宜了，我得到了很多无法用金钱衡量的东西。"

在现实生活中，我们常常看到很多人为自己的错误找出各种借口，当有事情发生时，他们往往习惯去指责对方。当看到这种情形时，我会想起骆老师的教诲："贤人争罪，愚人争理。"在生活中，我会自觉自愿地用这句话去指导自己的生活，碰到很多事情很容易就化解了，也不去计较了。俗话说得好："师父领进门，修行在个人。"当我们得到了明师的指点，了解到传统文化中所蕴含的人生真谛，我们要做的就是时时刻刻去践行，朝着这个方向努力，因为方向对了，努力才有意义。骆老师的文化医学给我们一个正确的方向，大家要做的是知行合一。

人生就是一场修行。我们要不断地修正自己的行为。身心是合二为一的。有了健康的心灵，才有健康的身体。让我们学会关照，勇敢地践行。相信我们一定可以开启一段更美好的人生之旅。

广西师范大学外国语学院林海婴副教授

2019 年春节

跋（三）

印象·骆老师

2009 年 10 月大一学期的系统解剖学课上，初识骆老师。印象中老师面容清瘦，言辞有力，风趣幽默；他的课上常常是满堂喝彩，掌声不断……故心生欢喜，至今难忘。

师常道："医学课堂，不离病人"，"读医书不如读病人"。乃真知灼见！故师于工作之余，常常在公园为群众免费看病（以癌症和疑难慢性病为主）。

2010 年，骆老师把我引入桂林"相约星期六"癌友联谊会，随师践行文化医学长达五年之久，获益良多！师虽已癌症晚期，却每每在大庭广众之下谈癌自若，毫不掩饰，盖因其洞悉癌症因果之妙理。师身体力行文化医学之道，早睡、慢走、食素、品茶、书法、太极拳、禅步。每遇病患，多能俯心详察，候其病苦所在，长此不怠，溯本求源，终至了悟病苦之根——"百病皆由心生"。故欲除病苦，必先明其心，化其性。师常修习传统经典文化，常常义务为学生们讲授《弟子规》《三字经》《朱子家训》《大学》《论语》《中庸》《黄帝内经》。

人所贵，莫乎性命。师青年学医，先为医院外科医生，后为医学院解剖学教师、癌友协会会长、素食文化研究会会长、文化医学首创者，所学所言所行，不离"性命之道"。师乐文化"处方"之至，实令学生敬佩！

道贵乎行，师病中求道、学道、问道、明道、行道，以亲身经历，铸于笔墨，终成此书。

愿古圣先贤智慧，长久惠泽中华儿女！

桂林医学院免疫学研究生黄毅

2019 年初春

后 记

    1999 年国庆节，我在桂林医学院附属医院胸外科做完晚期胸腺癌第三次开胸手术后不久，即诱发了有史以来最为严重的全身重度重症肌无力（"渐冻人"），尽管专治肌无力的药用到了极量，但病情依然无法逆转，几乎不能呼吸和吞咽，喝水从鼻子出，生命进入了生死临界点。这时，我突然非常清醒地意识到，所有的现代高科技医疗手段已经不靠谱，看来只剩下唯一的一条路——"自救"！

    怎么自救？依据是什么？从哪里开始？

    找老祖宗！读经典！从"心"开始！

    当我读到《黄帝内经》"心者，君主之官也，神明出焉……主明则下安……主不明，则十二官危矣，使道闭塞而不通，形乃大伤""心动，则五脏六腑皆摇"时，瞬间如醍醐灌顶，豁然开朗——"医之道在安其心"，千真万确。所谓"天君泰然则百体从令"，真实不虚。于是乎我每天要做的唯一的工作，就是慢慢地把焦躁不安的"心"沉下去，沉下去，再沉下去，从喉咙到膻中到剑突到肚脐，再到丹田，一直往下，最后，沉到足底涌泉穴，成千上万次的"下沉"！不厌其烦，坚定信念，乐此不疲，毫不怀疑。《论语·里仁》："朝闻道，夕死可矣。"这大概就是文化信仰的力量。

终于有一天，我惊讶地发现：我的手脚由原来的冰冷僵硬开始渐渐地变得暖和柔软，并慢慢地可以稍微翻身，随之能够轻轻地抓住东西，甚至可以拿起笔来写字，再后来吃东西、喝水也不再往鼻子出来了。这时，我突然有一种"范进中举"的感觉，似乎有点大彻大悟，拨云见日，又如同久旱逢甘露，当下，我隐隐约约似乎对整个人类医学有一种瞬间通透的感觉。"一切福田，不离方寸；从心而觅，感无不通！"古之圣贤不欺余也！英国物理学家霍金也是得这个病（渐冻人），但是，他终身坐轮椅，我却奇迹般地站起来了，因为我生在中国，我有五千年中华优秀传统文化可以学习。我非常庆幸在我人生最关键时刻，有幸接触了中华优秀传统文化并坚信不疑，信受奉行，最终躲过一劫。

随着身体的逐渐康复，我渐渐地将视线转向了文化医学，并试探着用圣贤文化，通过"话聊"和文化"处方"，免费为公园里的癌症患者和疑难慢性病患者看病，小到感冒，大到癌症，一把钥匙开一把锁。通过近20年的长期观察、随访、验证、思考，我惊讶地发现，文化"处方"的医疗作用妙不可言，文化"处方"的医疗作用超乎我们想象，文化"处方"的医疗作用人人本自具足，文化"处方"的医疗作用潜力无限！

遗憾的是，文化"处方"这么好的医疗作用，却因高科技医疗设备的不断发明创造和人们对科技医疗的过度迷信，而不知不觉地被今天的医患双方遗忘和随意丢弃了……惜哉！惜哉！

《易经》象辞："刚柔交错，天文也；文明以止，人文也。观乎天文以察时变，观乎人文以化成天下。"这是中华民族先祖最早关于文化的概述。其实，文化是两个词，即"文"和"化"；文以载道，化民成俗，文是体，化是用，体用合一，相得益彰。《朱子家训》："祖宗虽远，祭祀不可不诚；子孙虽愚，经书不可不读。"经书就是经典，就是圣人之言，就是跨越时空、超越国度、历久弥新、大浪淘沙以后留下来的中华优秀传统文化。

习近平总书记指出："文化自信是更基本、更深层、更持久的力量。"2017 年 1 月 25 日，中共中央办公厅、国务院办公厅联合印发了《关于实施中华优秀传统文化传承发展工程的意见》，强调要"迫切需要深化对中华优秀传统文化重要性的认识，进一步增强文化自觉和文化自信；迫切需要深入挖掘中华优秀传统文化价值内涵，进一步激发中华优秀传统文化的生机与活力；迫切需要加强政策支持，着力构建中华优秀传统文化传承发展体系"。

作为医者，我始终认为"以病人为本"是过去、现在乃至未来医疗的核心价值观，如何启动患者内在的自愈能力是未来医学研究的正确方向，尤其是今天的疑难慢性病。在我看来，唯一方法就是"教育"。故，医者，师也。我常常告诫我的学生："老师是大医生，医生是小老师。"教育的大根大本是要教导人"安身立命"，是要"教人伦，顺人性，终身受益"，医患关系应该是高位阶对低位阶的关系，是高能量对低能量的关系，是正能量对负能量的关系，是太阳对雾霾的关系。医生一定要有高尚的人格和正确的价值观，才能引导患者去恶从善，破迷开悟，彰显人性的光辉。病是人生的，只有把人教导好了，病自然就好，这就叫源头治理。

夫子曰："不愤不启，不悱不发，举一隅不以三隅反，则不复也。"其实，患病是教育的最好时机，尤其是绝症！高明的医生在治病的同时教导病人，改邪归正，帮助病人树立正确的人生观、价值观、世界观。遗憾的是，今天的医生大多忙于治病，却忘却了"治人（教育）"。把"教育"放在首位，是《文化"处方"》的最大亮点和核心理念，先"师"而后"医"，以师带医，师医合一，亦师亦医，重视师道。只有把病人教育好了，才能彻底"断根"，这就叫"君子务本"。

曾子曰："慎终追远，民德归厚矣。"这就是古代最大的教育，同时又是最大的医学。因此，缅怀、追思圣人，学习中华圣贤文化，弘扬传统美德，是当代最首要、最迫切的"教育"任务，也是当下中国最大的"医改"。可以肯定，中华五千年优秀传统文化是当代中国人的一味集体"心药"，也是千家万户都离不开的必备的"日常保健药"，更是当今全人类的一味"上妙良药"。

出版《文化"处方"》目的在于提醒今天的整个医学界、教育界，千万不要忘了：人是心物一体的有情生命，"心"的医疗潜力远远超乎我们的想象，如何开发、调动患者内在的"心力"应该成为未来医学和教育的研究方向。2019年春节，应桂林添福楼素餐馆老总黄小莎女士的邀请，我为"添福楼"作了一副春联：

上联：仁者爱人敢问人为何物
下联：君子务本试想本是什么
横批：认识自己

这对联引发了很多往来顾客的思考。

其实，《黄帝内经》早就提到："心者，君主之官也，神明出焉。""主明则下安，以此养生则寿，殁世不殆，以为天下则大昌。

主不明则十二官危矣，使道闭塞而不通，形乃大伤，以此养生则殃，以为天下者，其宗大危，戒之戒之。""心者，五脏六腑之主也……故悲哀愁忧则心动，心动则五脏六腑皆摇……"字字珠玑，振聋发聩。

令人遗憾的是，今天很多医生（甚至包括专家们）只看数据不看人，缺乏对生命的敬畏和尊重。渐渐地将今天的医学引向了"微观"甚至"超微观"，耗费了大量的人力、物力、财力，结果，导致了"只见树木，不见森林"的尴尬、被动局面。《文化"处方"》是要唤醒人体本自具足的内在的巨大的抗病能力和自愈潜力，恢复人的本性，还医学之本来面目。

《论语》："君子求诸己，小人求诸人。"《孟子》："我善养吾浩然之气。"《黄帝内经》："正气存内，邪不可干"，"恬淡虚无，真气从之，精神内守，病安从来？"王阳明："天君泰然，则百体从令。"《论语》："无欲则刚。"其实，内心的安详和从容淡定是抵御疾病的强大力量，"为天地立心，为生民立命，为往圣继绝学，为万世开太平"的精神追求和使命担当是当代一剂强力"抗生素"，健康的生活观念和生活方式可以预防许多慢性病，学习中华优秀传统文化，践行中华民族传统美德，可以大幅度减少亚健康人群。因此，大力弘扬中华优秀传统文化，提倡文化与科技相结合，文化引领科技，重视患者内在的文化道德修养，培植患者良好的、健康的生活方式，引导患者追求积极、乐观、向上、向善的精神境界，必将使全民医疗、养生、保健回归到正确的良性循环上来，大大减轻医院的负担，继而大大减轻医生的负担，减轻14亿中国人的医保经济负担，这是当今中国面临的最大的"医改"。如是，则国之幸甚，民之幸甚矣！

"祸福无门，惟人自召；善恶之报，如影随形。"文化"处方"的关键在于一个"化"字，坚信不疑，至诚信仰，真诚"内"化，知行合一，认真做到不折不扣，踏踏实实，于平常处见功夫，如是，则定能否极泰来，趋吉避凶，甚至起死回生，转危为安矣！余笃信之……

　　本书得以顺利出版，得益于姜革文、王键、蒋文明、梁尚华、李海英、张明、邹湘侨、刘玲、吴海姣、冷静、于兰、黄小莎、林海婴、黄毅等的大力支持和帮助！安徽中医药大学原校长王键教授、桂林市民宗委蒋文明书记分别为本书作序，张玲、陈超一、勾明华、黄肇钰、阳萍、廖端阳、唐晓慧父亲写的感言为本书增色不少，在此，一并致谢！由于笔者学识浅薄，再加上时间仓促，书中错漏在所难免，恭请读者不吝赐教，予定当洗耳恭听，欢喜受教！

骆降喜

2019 年春节写于"三省斋"

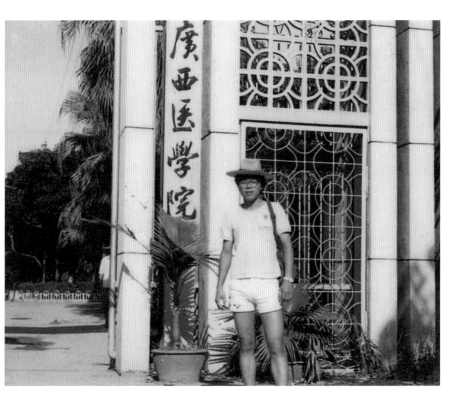

1985 年 6 月，作者骆降喜离校实习前留影

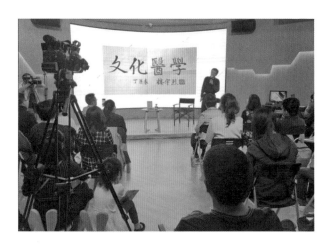

2018 年 1 月 6 日，在北大博雅堂新书分享会后合影

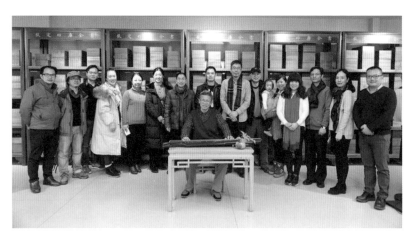

2018 年 1 月 6 日，在北京涵芬楼新书分享会后与嘉宾合影

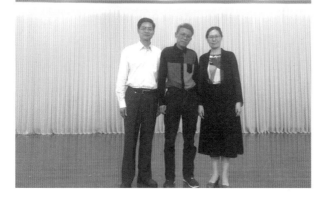

2018 年 4 月 23 日，与广西中医药大学领导合影（从左到右：何炳文、骆降喜、冷静）

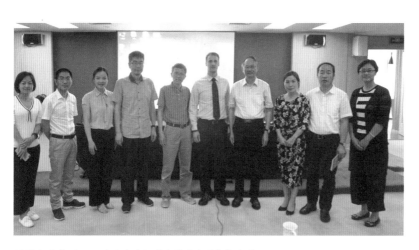

2018 年 6 月 13 日，在上海中医药大学讲座后集体合影

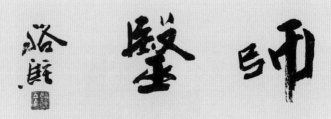

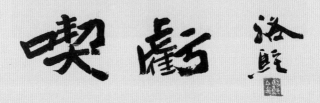

骆降喜书"师医""吃亏""心之力源于公天下"